居民健康手册

威海市文登区健康促进工作领导小组　编著

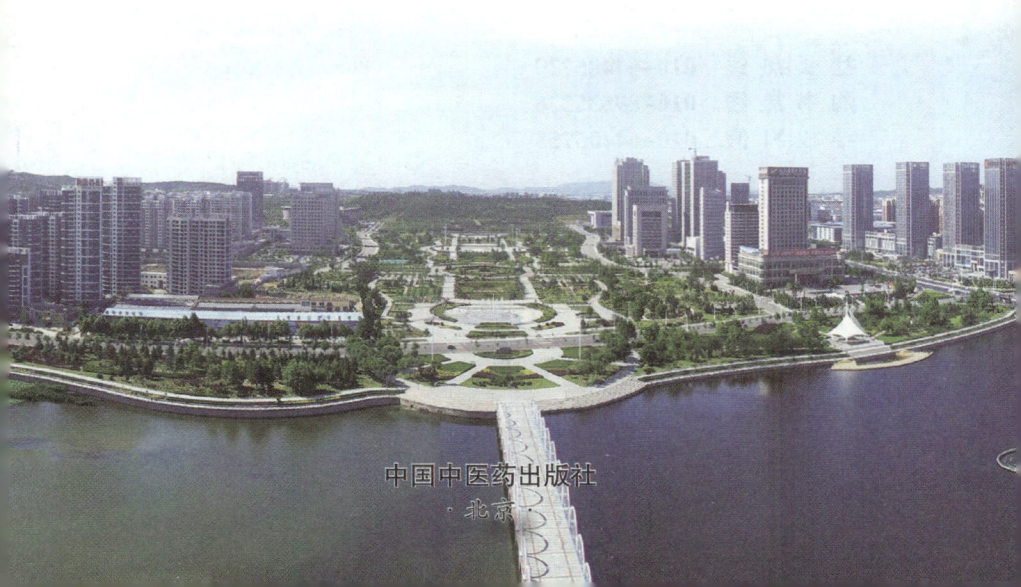

中国中医药出版社
· 北京 ·

图书在版编目（CIP）数据

居民健康手册／威海市文登区健康促进工作领导小组编著 .
—北京：中国中医药出版社，2019.3（2019.6重印）
ISBN 978 – 7 – 5132 – 5471 – 7

Ⅰ . ①居…　Ⅱ . ①威…　Ⅲ . ①居民—健康教育—文登—手册
Ⅳ . ① R193–62

中国版本图书馆 CIP 数据核字（2019）第 024095 号

中国中医药出版社出版

北京经济技术开发区科创十三街31号院二区8号楼
邮政编码　　100176
传真　　010–64405750
山东临沂新华印刷物流集团有限责任公司印刷
各地新华书店经销

开本 880×1230　1/32　印张 7.25　字数 120 千字
2019 年 3 月第 1 版　2019 年 6 月第 2 次印刷
书号　ISBN 978 – 7 – 5132 – 5471 – 7

定价　38.00 元
网址　www.cptcm.com

社 长 热 线　010–64405720
购 书 热 线　010–89535836
维 权 打 假　010–64405753

微信服务号　zgzyycbs
微商城网址　https://kdt.im/LIdUGr
官 方 微 博　http://e.weibo.com/cptcm
天猫旗舰店网址　https://zgzyycbs.tmall.com

如有印装质量问题请与本社出版部联系（010–64405510）
版权专有　侵权必究

《居民健康手册》

编委会

主　编

吴宏飞　林　恒

副主编

孟艳玲　徐　琳

编　委（按姓氏笔画排序）

于进池　于洪兰　王彦雯　牟树芳　李远景

何　阳　邹　荣　张　伟　张丽娟　姚黎光

悠悠民生，健康最大。习近平总书记指出，没有全民健康，就没有全面小康。人民健康是民族昌盛和国家富强的重要标志，也是广大人民群众对美好生活的共同向往和追求。

文登是天赐康养福地，位于神奇的北纬37°线上，北依昆嵛山，南临黄海，形成了独特的温带海洋性气候，年平均气温11.5℃左右，四季分明，不湿不燥，是最适合人类居住的地方之一。境内有"海上仙山之祖"昆嵛山、全真圣地圣经山、省级森林公园天福山，汤泊、天沐、呼雷汤等5处高品质天然温泉，空气质量优良率达95%以上，是中国温泉之都、中国最美养生栖息地。文登的海参、鲍鱼、对虾、牡蛎等海鲜珍品闻名遐迩，西洋参、黄精、樱桃、苹果、大花生等山珍美味盛名远播，是中国西洋参之都、国家农产品质量安全市。

养生之道，源于自然；长寿之本，基于心性。文登文化底蕴深厚，中国道教全真派发祥于此，养生文化源远流长。道家崇尚"道法自然、天人合一"的思想，创立独特的养生理论，赋予文登人民顺应自然、修身养性、形神共养的健康养生理念。文登千年历史积淀，孕育形成的以士学文化、李龙文化、红色文化为代表的"文登学"地方特色文化，造就了文登人民勤劳质朴、热情豪爽、仁孝厚道的淳朴民风，形成了沉静内敛、忠厚和善、乐观豁达的性情品质，成为文登人健康长寿的重要秘诀。文登居民的平均期望寿命为 81.65 岁，高出全国平均水平 5.31 岁，成为享誉海内外的中国长寿之乡。

独特的自然条件、独有的人文风貌，为文登打造健康城市奠定了坚实基础。文登历届党委、政府始终坚持以人民群众健康为中心，牢固树立"大健康"理念，持续加大卫生与健康投入力度，完善卫生与健康服务体系，在区级打造了 2 处三级甲等医院，在镇级实现了卫生院和国医堂的全覆盖，建设了一批健康公园、健康步道及镇级全民健身中心，构建起了 10 分钟健身服务圈和卫生服务圈，全面满足居民健康需求，不断提高居民健康水平，先后获得"国家卫生城市""国家慢性病综合防控示范市""省级卫生应急示范市"等多项荣誉称号。

建设健康城市是全民事业。为共建共享健康城市，引导群众自觉投身到建设健康文登中来，文登区委、区政府聘请山东大学公共卫生学院专家团队主笔，经清华大学、复旦大学、安徽医科大学、重庆医科大学等业内专家多方论证，于 2017 年 8 月发布了全国县级首部健康白皮书——《2016 年度威海市文登区卫生与人群健康状况报告》，并配套编写了健康白皮书的姊妹篇——《居民健康手册》。本手册以突出文登特色、贴近生活、贴近实际、贴近居民为原则，以普及全民健康知识、倡导健康生活方式、引导群众防病养生为目的，立足文登居民的健康状况，挖掘利用独特的养生资源，强调中西医结合，凸显中医理念，突出未病先治，为居民健康提供参考指导。希望广大居民自觉践行健康理念，养成健康生活习惯，共享健康幸福美好生活。

本手册因时间仓促、篇幅有限，如有纰漏和不足之处，望请海涵，并欢迎提出宝贵意见。

本书编委会

2019 年 2 月

目录

第八篇　实用验方介绍

附篇　文登辖区医院救治电话

大美文登　养生福地

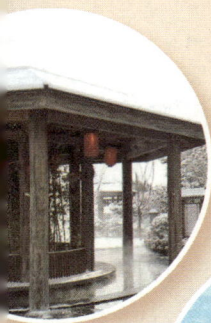

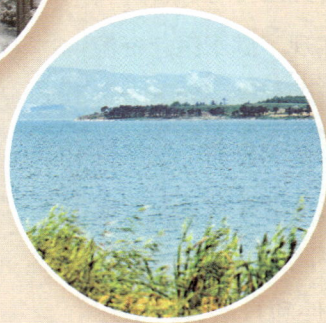

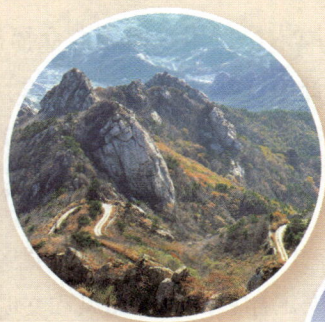

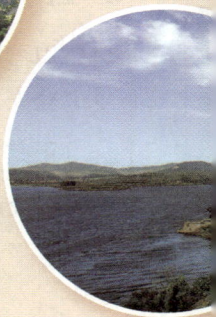

一、长寿之乡，颐养天年

秦始皇东巡，欲求长生不老的秘法，却不知，长寿之法就珍藏在文登的山水和乡风中！截至 2016 年年末，文登区户籍人口 581279 人，居民期望寿命为 81.65 岁，高出全国平均水平（76.34 岁）5.31 岁。90 岁以上人口数为 3309 人，其中，百岁老人 73 人，年龄最长者为 108 岁，大大超过联合国"世界长寿之乡"的标准。2009 年中国老年学学会特授予文登"中国长寿之乡"的称号，文登由此成为中国"十三大长寿之乡"之一。

文登人之所以长寿，原因有三：其一，拥有山、海、泉、岛、滩、珍、鲜、果、蔬等九大复合养生资源，养生文化底蕴浓厚。城市绿化覆盖率达 46%，空气质量好天数、饮用水源的水质、城市地表的水质及近海岸的水质达标率都达到 100%。其二，文登区委、区政府以保障人民健康、增进群众福祉为目的，积极作为，千方百计为百姓办实事、办好事，实现了健康医疗资源的均等化、普惠化。其三，文登人自古好学，知书方可达理，对人生有更积极的追求，个人修养提高，性情得以陶冶。同时，仁孝文化与道教文化的潜移默化，形成了文登安定祥和的淳厚民风和文明乡风。

正是由于文登区优质的地理条件和自然、人文环境，以及政府正确的、具有前瞻性的健康引领，文登人才得以安居乐业，颐养天年。

二、名山圣水，道教之源

忽闻海上有仙山，山在虚无缥缈间。昆嵛山逶迤百里，主峰泰礴顶海拔 923 米，为胶东第一高峰。这里乔、灌木品类多达两百余种，蓬蓬勃勃，郁郁苍苍；这里是动物的乐园，仅鸟类就有 48 种，鸟鸣清脆，鹿鸣呦呦，一派祥和，万千气象；这里是矿泉、山泉的天然水厂，水质清冽甘醇，富含使人健康长寿的各种微量元素，沁人心脾。

昆嵛主峰东南，因天然老子头像和《太上老子道德经》摩崖石刻的同时出现，神秘莫测，似有天意，玄之又玄，故名"圣经山"。金元时期，王重阳收丘处机等"北七真人"为徒，在此传经布道，创立了道教全真派，并在元、明两朝，备受推崇，盛极一时。东华紫府、朝阳仙窟、无染禅院，无不是静心涤俗之所，多可为修身养心之宫。这片圣土，延续着文化的传承，续写着天人合一的传奇。

昆嵛山、圣经山、天福山、回龙山、母猪河、抱龙河、青龙河、黄海湾……在北纬 37°——这一被地理学家称为"神奇的纬度"上，山山有故事，水水有传说，山水相依，海河相连，铺展着无与伦比的锦绣画卷。

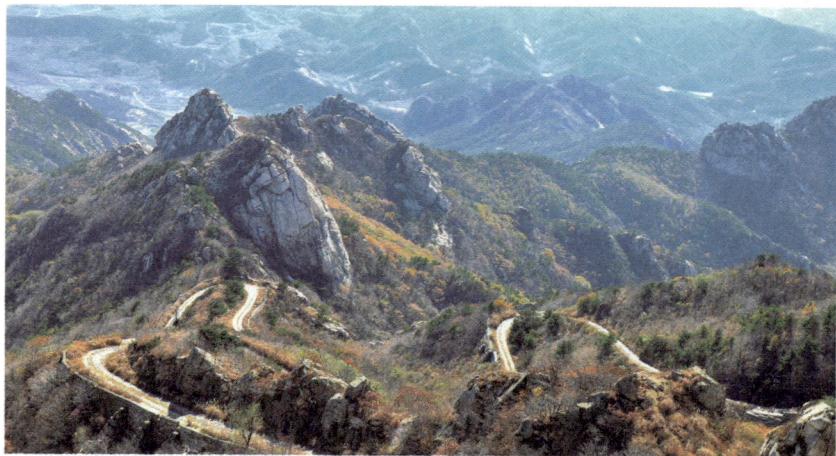

昆嵛山

三、长生之脉，文登温泉

文登的温泉水源充足，水质优良，独具特色，天下无双。城区周边 20 千米范围内已发现的高品质天然温泉达 5 处，水温均在 50 ～ 70℃。文登温泉含有阴离子氯、氟、碘、硫酸根和阳离子钙、钾、镁、钠、铁等，并含微量放射性元素镭、铀和氡，系氯化物型温泉。其矿化度一般在 0.5 ～ 2.5g/L，有祛病强身的功效，历来为沐浴及疗养者所推崇。文登人自古爱温泉，并把对温泉的敬畏和喜爱之情逐渐演绎成一种温泉文化。

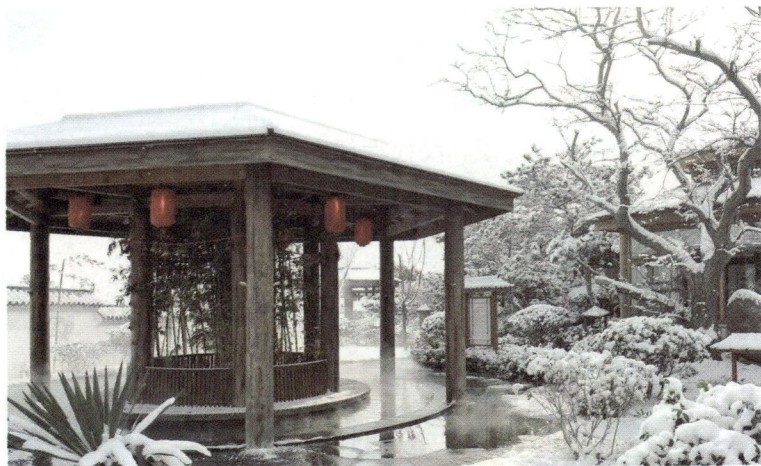

　　文登温泉于 2008 年 9 月 28 日被列入文登首批区级非物质文化遗产名录，2008 年 12 月 4 日被列入威海市第二批市级非物质文化遗产名录。据考古和地质学家考证，文登系亘古陆地，受较大山系运动影响，构成了一定范围的地热异常区，从而形成了七里汤、呼雷汤、大英汤、汤泊汤、汤村汤等众多温泉。文登温泉数量之多，居全省各县市之首。

　　文登温泉或依山就势而设，或掩映在翠竹绿树之中，或藏身于怪石木栅之后，高低错落、浑然天成。人们泡着天然温泉，赏着自然美景，身心得到滋养，幸福感油然而生。

四、君子之风，文化润染

文登自秦汉文风初兴、源流始开，"文登学"即成为东鲁特有的文化现象。汉代大儒郑玄于此传道授业，注三礼、述五经，偏远之隅成文昌之地，昌阳古县兴东鲁文风。宋金学宫，殿堂巍峨，东陲海疆，诗礼成风。万卷楼上书声琅琅，万石山下由此冠带云集。仅明清两代，文登便有100多名学子荣登进士榜，出现了父子同榜、兄弟连镳、一门七进士的科考盛况，被誉为"进士之乡"。

文以化人，人能弘道。两千多年来，历代文登人所崇尚的士学文化、由道教全真派兴起的道教文化、民间传扬的李龙文化、天福山起义塑造的红色文化，共同积淀形成的具有地方特色的"文登学"文化，孕育出"自强不息、和谐向上"和"严谨理性、求真务实"的新时代文登精神，赋予了文登人团结奋进的不懈动力。

以文立县，以德兴邦。在"文登学"文化的浸润和熏陶下，崇文尚学、修身养德、仁孝乐善、忠义勇敢的生命因子已润物无声地融入文登城市的血脉，成为文登人的生命底色和性格特征，明大义、知感恩、尚美德、倡文明的社会风气日渐浓厚。修身爱己、孝老爱家、宽厚爱人、敬业爱岗、赤诚爱国的大爱情怀，涵育了向上向善、豁达和畅的人文风貌。

五、天然美食，世人垂涎

山的巍峨、水的灵秀、海的宽厚，大自然赐予文登得天独厚的生态环境，也馈赠了许多珍贵、独特的当地食材，昆嵛山里的蛤虫、蝎子、蜂蛹、知了、黄精，温泉水里的罗非鱼、金钱虾，沿海滩涂的花蛤等都是文登特有。因此，一道道只有在文登才能吃到的养生菜也应运而生。

文登有"山珍"，菜是昆嵛山上的各种野菜，鸡是山上放养的跑山鸡，鱼是山涧水库、溪流里野生的，还有山里的昆虫和各种野生菌类，再配以五谷杂粮，真正的绿色原生态。

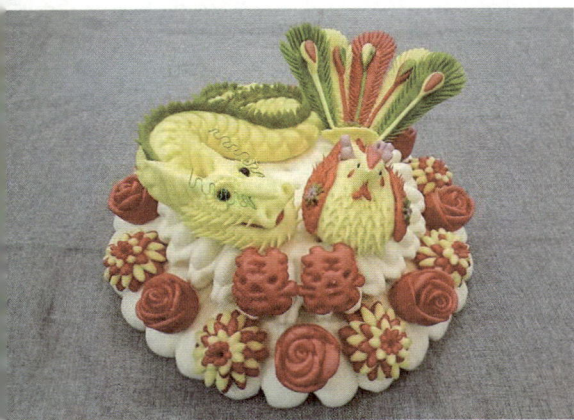

文登大饽饽

与昆嵛山珍相媲美的，还有文登南海的海鲜。文登海珍品自古有名，桑蛎、文蛤、姚米等曾作为贡品而蜚声海内外。2000 年以来，利用养虾池人工造礁养殖海参，工厂化养殖河豚、大鲹鲆等珍稀海产品相继取得成功，并发展成为产业。

当然，文登的大苹果、红心猕猴桃、沙柳西红柿、昆嵛山板栗、牛奶草莓、大花生、西洋参等也是十分有名的。还有文登港养对虾、蠓子虾酱、文登大饽饽、文登包子、脉田糖瓜……诸多的文登特产美味让人吃出健康，养出长寿。

健康文登 全民乐享

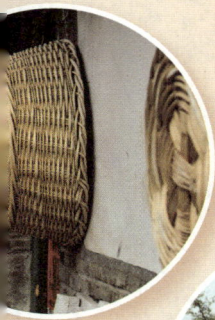

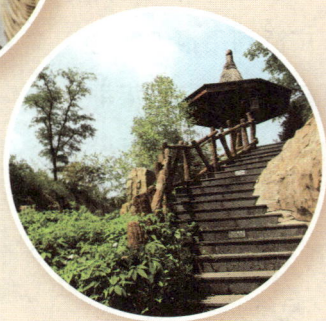

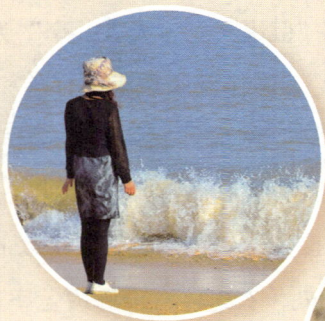

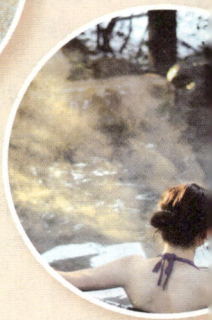

第二篇

一、上下联动，营造健康环境

习近平总书记指出：没有全民健康，就没有全面小康。文登区委、区政府坚持以人民为中心的发展理念，一直将健康与卫生工作放在优先发展的重要位置，通过建立健全"政府主导、部门协作、社会支持、群众参与"上下联动的长效工作机制，在组织上保障、政策上给力、财力上倾斜，全力推进健康文登建设。

为最大限度地保障居民健康，避免食品、公共卫生等原因引起的疾病，文登区委、区政府将食品安全、药品与医疗器械、公共场所卫生、职业病危害、城市环境噪声、垃圾无害化处理、贫困村饮水、农村厕所无害化改造等 11 个方面工作列为增进百姓福祉的民生工程常抓不懈，各部门通力合作，对存在的问题及时进行排查、改造。

以"健康文登·人人共享"为主题，发放《居民健康手册》，制作健康看板、宣传栏；广泛利用报纸、电视、电台、网信等媒体开展多样的宣传活动，每年举办健康教育讲座 3000 场次以上，发放宣传材料 30 万份以上，接受群众咨询 5 万人次以上。建设各类体育设施 1000 余处，农村体育设施覆盖率达到 100%；城市社区设立健身活动站点 60 处，发展晨、晚练点 600 余处；全区共有体育协会和体育俱乐部 32 个、社会体育指导员 1876 人，其中，城区 1035 人，镇 841 人；建立起了 10 分钟健身圈和卫生服务圈，实现了全方位、全周期地保障人民健康。

二、多措并举，解决"看病难"

1. 加强医联体建设，让优质资源下沉

《2016 年度威海市文登区卫生与人群健康状况报告》中显示，大医院的床位利用率为 112.35%，镇卫生院为 63.69%。不难看出，居民生病后习惯性到大医院求治，造成了大医院的人满为患和镇卫生院、乡村卫生所医疗资源的浪费。为此，文登区委、区政府多方学习经验，一方面，把国内、省内的优秀专家请进来；一方面，把区里大型医院的专家下沉到卫生院、卫生所。这样一来，居民在家门口就能享受到省市级专家的优质服务。不出文登，就能享受到国内专家的优质服务。乡村医生忙起来了，区里大医院的医生也能抽出时间精力搞科研，加强专科建设和专病攻关，形成了良性循环。

2. 开展基本公共卫生服务

通过大数据分析，明确了影响文登区居民健康的疾病谱，先后开展了直结肠癌早诊早治、上消化道癌早诊早治、妇女"两癌"筛查、脑卒中高危人群早期筛查与综合干预等项目。社区卫生服务中心、社区卫生服务

站、镇卫生院、村卫生室，对常住居民（含居住 6 个月以上的流动人口）中的老年人、儿童、孕产妇等重点人群及高血压、2 型糖尿病、严重精神障碍及结核病等慢性病患者，免费提供建立居民健康档案、开展健康教育活动、进行传染病及突发公共卫生事件报告和处理等共 12 大类 45 小项的基本公共卫生服务项目。已建立居民健康档案 46.4 万份，建档率达 79.8%，规范化健康档案电子化率为 98%，健康档案动态使用率达 50%；管理慢性病患者 6.1 万人，规范管理率达 50%；为 6 万名 65 岁及以上老年人进行了健康体检，规范查体率为 80%。

3. 加强社会保障，减轻群众负担

2016 年，文登区城乡居民基本医疗保险参保人数 39.7 万人，参保率 99.8%。区委、区政府加大了城乡特困人员白血病等九类重大疾病医疗救助，将糖尿病、恶性肿瘤、冠心病、肺心病、脑出血等慢性病纳入城镇基本医疗保险门诊补助范围，通过健全城镇居民医疗保障体系，提升医疗保障水平，切实减轻慢性病百姓就医负担，还建立了重大疾病补偿机制，增设了尿毒症门诊透析治疗补偿政策，扩大了重大疾病保障病种范围。

三、医养结合，提升服务能力

家庭养老是中国几千年来赡养老人的主要方式，但是随着社会的进步，人口流动加快，"空巢"老人越来越多。为了让这些老人能幸福地安度晚年，区委、区政府在 2016 年已建立养老机构 42 家，养老床位共 8000 多张，千人均养老床位 46 张，28 家养老机构与医疗卫生机构建立了长期合作关系。基层医疗机构已组建 155 个"家庭医生"服务团队，覆盖 763 个行政村，定期开展巡诊和入户服务。公立医疗机构畅通养老机构就诊绿色通道，提升了医疗服务能力。

以构建覆盖城乡、规范适宜、功能合理、综合连续的医养综合服务网络为目标，文登居家养老与医养结合型养老服务在探索创新中不断壮大。文登整骨医院与上海国银投资有限公司、文登蓝海投资有限公司按照"一院两体"的理念，共同出资建成总面积 10.2 万平方米、设有 500 张床位、可容纳 500 户的病区式和居家式养老场所；威海瑞云祥养老服务有限公司独资建设了占地 2.6 万平方米、拥有医疗机构床位 50 张、养老床位 600 张，集居家养老、康复护理、医养结合为一体的四星级养老机构；大水泊中心卫生院通过改造闲置病房，打造了占地 4900 平

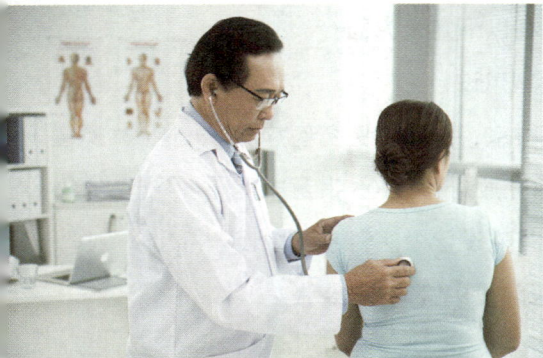

方米的康养康复中心，成为威海市首家由乡镇卫生院自建自办并被列入新旧动能转换项目的医养结合型养老机构。

四、发展中医，造福人类健康

中医药作为我国独特的卫生资源、潜力巨大的经济资源、具有原创优势的科技资源、优秀的文化资源和重要的生态资源，在经济社会发展中发挥着重要作用。随着我国新型工业化、信息化、城镇化、农业现代化深入发展，人口老龄化进程加快，健康服务业蓬勃发展，人民群众对中医药服务的需求越来越旺盛，迫切需要继承、发展、利用好中医药，充分发挥中医药在深化医药卫生体制改革中的作用，造福人类健康。

文登区委、区政府近年来坚持中西医并重的诊疗方针，大力加强中医药服务，为居民诊治疾病、防病养生提供了又一条途径。主要体现在以下几个方面：

1. 加强中医医疗机构及科室建设

文登 6 家医院均设有中医科室，提供中医药医疗服务。其中，文登整骨医院实际开放床位 1200 张，床位使用率 110.94%；威海市中心医院设置中医科室，内设中医病床 50 张；文登区人民医院设中医病床 28 张。

2. 发挥中医药专家优势，开设国医堂

文登区 17 处社区卫生服务中心和镇卫生院均设国医堂，对常见病、多发病、慢性病实行中药、针灸、推拿、拔罐、中药熏蒸等药物或非药物中医药特色综合治疗。从运行效果来看，各医疗机构结合实际开展了各具特色的中医诊疗项目，大水泊中心卫生院的中医理疗康复中心、张家产镇卫生院的"针灸六绝"等特色专科已小有名气，环山社区卫生服务中心中医门诊量已超过全院门诊量的 35%，群众对中医药的认知度和信任度大大提高。

3. 中医药服务能力有了新提升，中医优势与特色明显

区直属医院方面，在进一步发挥和提升传统特色技术的同时，妇女儿童医院在威海市率先将中医保健与儿童保健、妇女保健、孕产期保健等相结合，积极开展多种中医药诊疗项目；皮肤病医院中医针刀特色疗法取得新突破；整骨医院是山东省最大的三级甲等中医骨伤专科医院，作为文登区最具代表性的中医医疗机构，积极推广应用脊柱手术机器人、椎孔镜等前沿技术，就诊患者来自全国 30 多个省（市）及俄罗斯、韩国、日本等国家，先后被国家确定为全国中医骨伤专科医疗中心、全国重点专科建设单位、全国重点学科建设单位、骨伤组织工程三级实验室，被山东省政府确定为泰山学者岗位（骨外科）、山东省特色专科 A 级、全省中医优势病种牵头单位。

4. 中医药人才建设

2013 年以来，文登区各医院公开招聘了 90 名中医药专业人才，占招聘人员的 24%。文登整骨医院现有中医专业技术人员 931 人，执业（助理）医师 311 人；区人民医院中医类别执业医师 44 人，针灸、推拿医师 7 人，康复治疗师 4 人；镇卫生院中医人员 58 人；社区卫生服务中心中医人员 12 人。

5. 中药材种植

2016 年，文登区中药材种植面积达到 4000 公顷，主要种植西洋参、丹参、太子参、金银花、黄芪、黄精等。其中，西洋参种植面积达到 3000 公顷，绿色西洋参基地认证面积约 700 公顷，年产鲜参 5500 吨，年交易量占全国同期同品种交易量的 50%以上，是中国最大的西洋参主产区。文登区西洋参皂苷总含量最高达 8.8%，比美国产西洋参高出 3.2 个百分点，硒含量是其 8 倍。

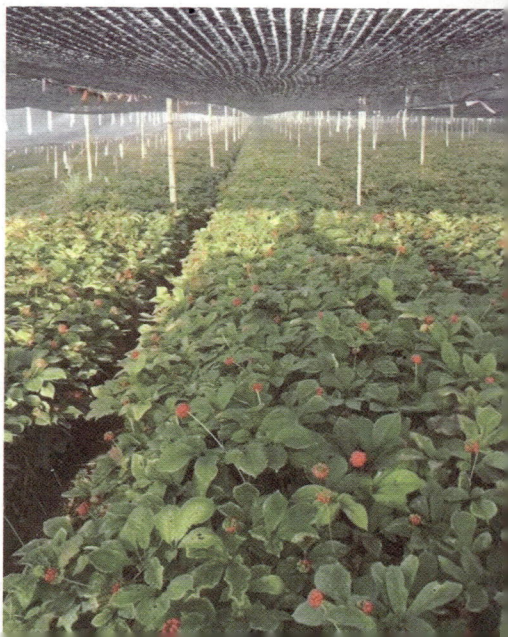

西洋参种植基地

第三篇

四季养生　衣食住行保平安

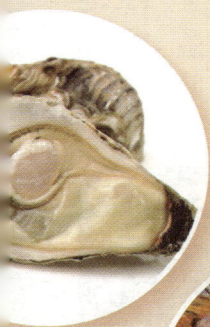

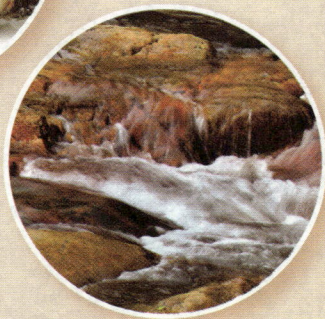

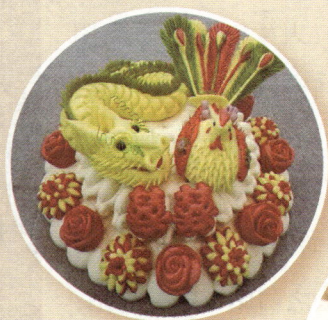

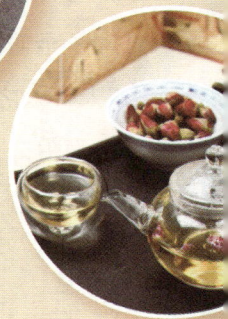

一、总论

1. 中医简要介绍

（1）从阴阳开始，进入中医之门

为什么在炎炎夏日，踩过文登金色的沙滩到大海里畅游会感到无比舒适？为什么大雪纷飞的时候泡一泡文登的温泉会特别过瘾？因为这里面有中医的阴阳说。

阴阳说是中国古代的一种哲学思想，其在中医中的应用是很广泛的，渗透在中医学的各个方面。中医学虽然复杂，但都可以用阴阳来概括。人正常的生理活动，全是人体内的"阳气"和"阴精"保持协调的结果，如果阴阳失调，发生阴阳偏盛偏衰现象，就会生病。所以，夏天洗海水澡，冬天泡温泉，就是这个道理，身体的阴阳平衡了，自然就健康、舒服！

《素问·宝命全形论》中讲："人生有形，不离阴阳。"确实如此，人体的精、气、血、津、液、五脏六腑都可以用阴阳来划分。《素问·金匮真言论》中有云："夫言人之阴阳，则外为阳，内为阴；言人身之阴阳，则背为阳，腹为阴；言人身

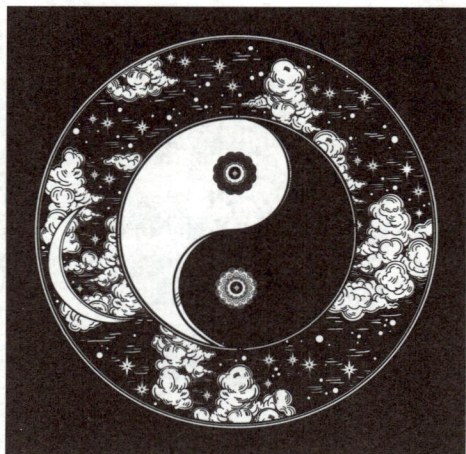

之脏腑中阴阳，则脏者为阴，腑者为阳。肝、心、脾、肺、肾五脏皆为阴，胆、胃、大肠、小肠、膀胱、三焦六腑皆为阳。"

举几个生活中的小例子，比如一个人如果长时间不运动，会觉得浑身疏懒无力，为什么呢？因为身体阳气流通不畅。解决办法也很简单，"动则生阳"，运动则阳气得生，多进行户外运动，去爬爬山、跑跑步、出出汗，阳气被激发出来，自然气血流通，全身畅爽。再比如说，夏天太热了，到街上买个文登大西瓜，吃多了就觉得腹胀，甚至出现拉肚子的情况。这是怎么回事呢？因为西瓜性寒，吃到肚子中自然要消耗脾阳，吃得过多，脾脏的阳气难以和西瓜的阴寒相抵抗，所以打了败仗，就会出现腹胀不消化，甚至拉肚子的情况。

中医里面处处都是阴阳，了解了阴阳，就迈进了中医养生的大门。

（2）通过"五行"看"五脏"相生相克

讲过阴阳，不得不说五行——金、木、水、火、土。五行之间存在着相生相克的关系。五行相生的次序是：木生火，火生土，土生金，金生水，水生木。五行相克的次序是：木克土，土克水，水克火，火克金，金克木。

这同样也是一种和谐。为什么住在文登感觉特别舒服？为什么文登能成为中国长寿之乡、中国十大魅力养生地、中国最具幸福感的休闲城市？因为文登五行俱全，金有山矿，木有万亩森林，水有大海温泉，火有北纬37℃适宜日照，土有盛产多种果蔬、中药材的肥沃土壤。人在五行中，受五行滋润，怎不幸福、长寿？

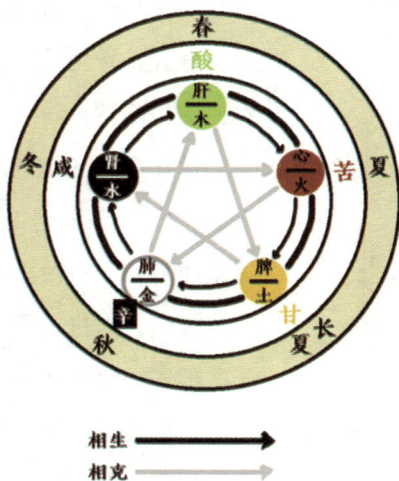

在中医理论中，五脏分属五行，心属火，肝属木，脾属土，肺属金，肾属水。五脏之间也存在着相生相克的关系。比如，有些人经常咳嗽、肺气不足，中医大夫在开方的时候，一定会加上健脾的药物。为什么呢？脾属土，肺属金，而土能生金，金为土之子。通过"培土生金法"来补养脾气，把土母补养充足了，金作为土之子自然也就充足了。

（3）五脏与天地万物、人体脏腑的关系

五脏是心、肝、脾、肺、肾的合称。人是天地间的产物，人顺应天地才能生存下去，五脏是人体内的物质，与天地万物有着千丝万缕的联系。下面的表格归纳了五脏与天地万物、人体的对应关系。

五行	五脏	季节	情绪	五官	五味	形体
木	肝	春	怒	目	酸	筋
火	心	夏	喜	舌	苦	脉
土	脾	长夏	思	口	甘	肉
金	肺	秋	悲	鼻	辛	皮毛
水	肾	冬	恐	耳	咸	骨

明白了这个对应关系，如果身体出现不适，就可以自己找一找病根儿了。比如说，肝脏对应的情绪是"怒"，所以大怒伤肝。咱们看男同志一生气发怒，气得脸红脖子粗，有的还会气昏过去；还有很多女性爱生闷气，久而久之肝气郁结，胸闷、气短、乳腺结节等就出现了；还有些人一生气，俗话说"气得饭都吃不下了"，而酸味入肝，吃点酸的，肝气舒畅，胃口就开了。肝开窍于目，目受血则能视。如果在电脑前坐久了，眼睛昏花、视物模糊，可以取菊花 10 克，枸杞子 30 克，泡杯经典的杞菊茶，清肝明目。绿色养肝，哪天心情不好，烦躁、郁闷，有怒气发不出来，去爬爬山，走进大自然，满眼的绿色，心情很快就会开朗起来。

再比如，白色食物入肺，像百合、梨、白萝卜、大米、山药、银耳、甘蔗等都有润肺的作用。到了秋天，可以把文登的黄金梨洗上一个，削皮切块儿，加点冰糖熬水喝，养阴润肺除燥，保"多事之秋"平安无事。

（4）富养五脏，穷养六腑

为什么说"富养五脏，穷养六腑"呢？这跟五脏六腑本身的特性和功能是分不开的。五脏即心、肝、脾、肺、肾，它们保藏精气，藏而不泄。脏是什么？就是宝藏的意思，所以五脏是要珍藏起来，是要当成宝贝好好调养的。六腑即胆、胃、大肠、小肠、膀胱、三焦。它们共同的生理功能是，将食物腐熟消化，传化糟粕。《素问·五脏别论》中讲："六腑者，传化物而不藏，故实而不能满也。"腑是什么？腑就是府，房子的意思。房子是要经常开窗通风，这样人住在里面才舒服。所以，六腑一定要通畅，要让它"穷"着点。

富养五脏：保养五脏的食材有很多，不一定非要山珍海味、名贵药材，平时生活中就有一些简单的材料对补益五脏有很好的效果。比如山药，它有两个特点，一个是同时入肺、脾、肾三经，这一点是很难得；另外一点就是它性平，所以说是平补，平补的好处就有很多，它不温不燥，不凉不寒，几乎适合所有体质，平时拿来当主食吃也没问题，煮汤或者炒菜的时候都可以用它，价钱并不贵，还能起到补益内脏的作用。再比如枸杞子，这个东西也不贵，药食同源，大家往往在炖汤或泡酒的时候会放一点，一是点缀汤色，另一个就是补肝肾之精了，它味甘性平，归肝、肾经，具有滋补肝肾、益精明目的功效。平时没事的时候可以常吃，除了做菜之外，也可以直接拿一点放在口中嚼一嚼，酸酸甜甜，对身体大有好处。另外，黑芝麻也是补养内脏的上佳食品，它味甘性平，归肝、肾、大肠经，具有补肝肾、益气力、润肠燥的功效。生活中补养内脏的食材不胜枚举，平时可以选择一些经常食用。

穷养六腑： 为什么这么说呢？现在生活富有了，饮食结构也发生了很大变化。以前，老百姓只有在逢年过节才能吃上点肉，但是现在，大鱼大肉天天有。中医将这些东西称为"肥甘厚腻之品"，少吃点可以滋养人体；但是吃得太多，人体代谢不掉，反而会在体内形成垃圾，消耗人的气血。比如说积食这种情况，过年的时候最容易出现，人们会有胃酸、胃胀、不消化的感觉。其实不是不消化，而是胃腑所主的消化系统的能力是有限的，"工作"安排得太繁重，它干不过来，就出问题了。食物长时间积聚在胃里面，胃自然就会不舒服，因为胃的作用之一是传化，食物不能长期停留。

所以，五脏要富养，多吃一

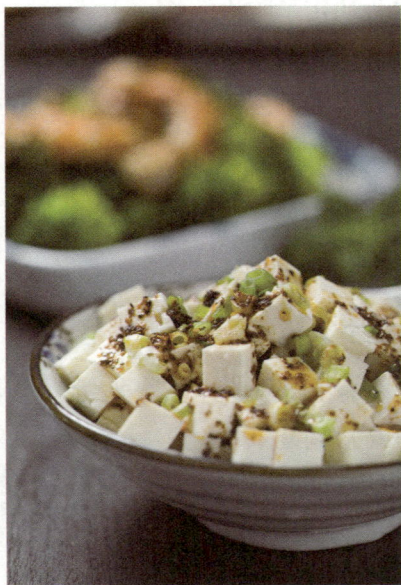

些有益五脏精气的健康食品；六腑要穷养，少吃肥甘厚腻的食物。

近年来的研究调查发现，慢性病已成为影响居民健康的重要因素。虽然文登区居民核心健康状况指标有了显著改善，但城乡居民因恶性肿瘤、心血管病、脑血管病、呼吸系统疾病、损伤及中毒所致死亡人数占所有死亡人数的 3/4 以上，表明这五大类慢性病既是对居民健康的严重威胁，也是影响文登区经济社会发展的重大公共卫生问题。随着城镇化和信息化进程加快，居民生活方式、生态环境等对健康的影响逐步显现，慢性病患病和死亡人数还将会不断增多，个人及社会负担日益沉重。慢性病影响因素的综合性、复杂性决定了防治任务的社会性、长期性和艰巨性。

居民健康，既需要政府的正确引导，又需要居民增强自身的养生防病意识，富养五脏，穷养六腑，天人合一方能寿而康。

（5）十二时辰养十二经络

人体是由五脏六腑、四肢百骸、五体、五官、九窍等组成的，它们有各自的生理功能，又共同协调进行有机的整体活动，使人体内外上下保持协调统一，构成一个整体。这里面的配合，主要是靠经络的沟通、联系作用来实现的。经络具有通行气血，濡养脏腑组织的作用。所以说，经络就是人体的物质运行通道，人体的新陈代谢离不开经络。

很久以前，中医先贤便发现了一种规律：人体中十二条经脉对应着每日的十二个时辰，由于时辰在变，因而不同的经脉中的气血在不同的时辰也有盛有衰。中医哲学主张天人合一，认为人是大自然的组成部分，人的生活习惯应该符合自然规律。把人的脏腑在十二个时辰中的兴衰联系起来看，环环相扣，十分有序：

子时（23 点至 1 点），胆经最旺。丑时（1 点至 3 点），肝经最旺。

寅时（3 点至 5 点），肺经最旺。卯时（5 点至 7 点），大肠经最旺。

辰时（7 点至 9 点），胃经最旺。巳时（9 点至 11 点），脾经最旺。

午时（11 点至 13 点），心经最旺。未时（13 点至 15 点），小肠经最旺。

申时（15 点至 17 点），膀胱经最旺。酉时（17 点至 19 点），肾经最旺。

戌时（19 点至 21 点），心包经最旺。亥时（21 点至 23 点），三焦经最旺。

大家如果觉得记起来比较麻烦，可以把下面这首歌记下来，这样就不会忘了。

寅时气血注入肺，卯时大肠辰时胃；

巳脾午心未小肠，申属膀胱酉肾位；

戌时心包亥三焦，子胆丑肝各定位。

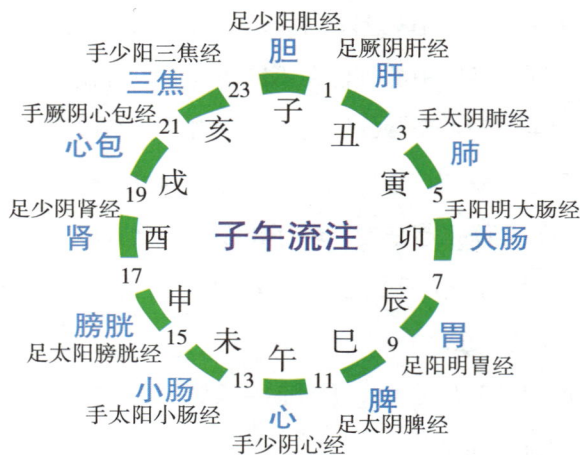

一天之中十二时辰对应十二经络，这是人体新陈代谢与天时相应的一个自然现象。我们应该了解这个规律，顺应这个规律，以达到调养身体的目的。

亥时：晚上的九点到十一点，这个时候是三焦经最旺盛的时候，三焦经贯通人体上中下三焦，三焦通则百脉通。这个时候人应当入睡，以促进三焦经的畅通，调养百脉，对健康非常重要。但是现代人很难做到晚上九点上床睡觉了，往往是到夜里十一点之后甚至更晚，这在无形当中就损耗了人体阳气，损伤机体脏腑。经常熬夜的人身体会慢慢变弱，就是这个道理。

子时：晚上的十一点到凌晨一点，这个时候胆经最旺盛，也是一天之中最黑暗的时候，并且阳气开始生发。《黄帝内经》中有句话叫作："凡十一脏，取决于胆也。"其他脏腑的功能取决于胆气的生发，胆气生发起来，一天的气血才能生发起来。所以，子时把睡眠养足了，对一天至关重要。

《素问·灵兰秘典论》中说："胆者，中正之官，决断出焉。""中正之官"是汉朝的一种官职，负责评定当地士人的品级。朝廷依照士人品级授官录用，因此中正之官是一个非常重要的职位，官员自身的"中正"直接关系到国家的兴衰。因此，中正之官一般由能够维持公正的人来担任。人们对事物的判断和行动的决断，都是从胆发出来的，所以胆在人体中也起到了公正决断的作用。经常熬夜的人，工作中遇到大事时也不能正确地做出决断。

因此，我们要想有个好身体，要想事业顺利，一定要在夜里十一点前睡觉，这样才能慢慢地把这点生机给养起来。

丑时：凌晨一点到三点，这个时候肝经最旺，此时睡眠很重要，中医讲"肝藏血""夜卧则血归于肝"，想要养好肝，养好肝血，这个时候一定得安安稳稳地躺在床上，处在睡眠当中。

　　肝主怒，给大家推荐一个穴位叫"太冲"，堪称人体第一大要穴，这也是人体的"消气穴"，意思很简单，生气的时候多按它，就不生气了。它是肝经的原穴和输穴，能够把肝气肝火消散掉。所以通过按揉太冲穴，可以把人体郁结的气最大限度地冲出去。太冲穴很好找，从脚背上大脚趾与二脚趾结合的地方向脚腕方向推，推到两个骨头连接的尽头就是太冲穴。按揉的方法就是仔细找到最痛的点，向脚趾的方向推揉，就可以将肝火泄出去了。

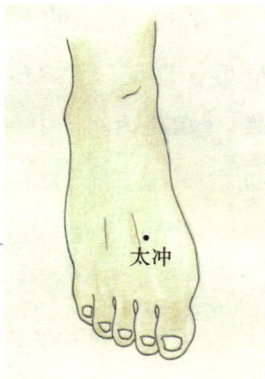

　　寅时：凌晨三点到五点，这个时候肺经最旺。肺为五脏之一，朝百脉，主一身之气，对身体有着至关重要的影响，想要肺好，这个时间一定得休息好。这个时间是一天当中睡眠最深的时候，也是人体由静的睡眠向动的白天生活转化的时候，这种转化是由深沉的睡眠来完成的。

　　但是，很多老年人容易在寅时醒来，实际上就是老人的气血能量已经不够了，身体各部位对血的需求量增加，而脑部得到的血减少，就容易刺激大脑使人体苏醒。就像一个嗷嗷待哺的婴儿，本来睡得好好的，到了该吃奶的时候就突然苏醒，哇哇地哭。有冠心病、高血压等心脑血管疾病的老年朋友一定要注意，最好不要在寅时起床，这样容易猝死。因为现代医学研究认为，人体在寅时血压低，脉搏、呼吸次数也少，尤其是清晨4时左右，血压最低，脑部供血量最少，生命力最弱。所以，有心脑血管疾病的人一定要晚一点起床，而且起床要缓慢。

卯时：早上五点到七点，这个时候大肠经最旺，也是人该起床的时候，可以喝一杯温开水，促进排便。《素问·灵兰秘典论》说："大肠者，传导之官，变化出焉。"早上排便的好习惯一定要养成，为什么呢？这就是中医天人合一的整体观念的体现。这个时候太阳逐渐从地表升起来，天也基本亮了，天门打开了，地门也必须开放。在我们的身体上，地门就是"魄门"，也就是我们的肛门。这个时候我们应该正常地排便，把垃圾毒素排出来，代表地户开，也就是肛门要开。有的人问：自己这个时候没有排便的感觉，就算去了厕所也排不出，怎么办？其实，这个时间排便是人正常的、自然而然的生理反应，如果能够长期坚持养成一种良好的、健康的生活习惯，例如平时一定要注意饮食清淡，晚上早睡，晚餐少吃等，到了这个时候自然就会有便意。

辰时：早上七点到九点，这个时候应该好好吃早饭，早上可以吃得好一点，也可以适当吃得多一点，因为此时胃经最旺，而九点到十一点，脾经最旺，所以早上是人体消化能力最强的时候，吃的东西能在很大程度上被人体吸收利用且不容易发胖。有很多人不吃早饭，这不仅浪费了一次上好的为人体补充营养的机会，时间久了也容易生病，所以坚持吃早餐对胃、对脾都是非常重要的。中医认为，胃经是多气多血的经脉，它对我们一天之中的营养、体力、精力的供输十分重要，有了充沛的活力，才能应付一整天的工作。脾胃的正常运转为人体的生长发育、新陈代谢提供了充足的物质来源，所以中医称脾胃为"后天之本"。早餐食物的温度应当较为温热才最为适宜，"内伤脾胃，百病由生"。脾胃在五行中属土，要让土地化生万物，就一定要有适宜的温度。人体气血得热则行，遇寒则凝，晨起时吃冷的食物，必定使体内各个系统更加挛缩、血液流通更加不顺。因此，早上第一口食物，应该是温热的。

巳时：上午九点到十一点，这个时候脾经最旺。胃是对食物进行粗加工的，只管"消"，真正的"化"是要靠脾来进行的。胃就相当于一口锅，脾的阳气就相当于锅下面的火，只有脾阳充足，火力才充足，食物才能得到充分的消化。这个时候如果适当散散步或者做做其他的运动，有利于脾的运化及脾的健康。《素问·灵兰秘典论》说："脾胃者，仓廪之官。"脾运化水谷精微的功能旺盛，则机体的消化吸收功能才能健全，才能化生精、气、血、津液，为人体提供足够的原料，才能使脏腑、经络、四肢百骸，以及筋、肉、皮、毛等组织得到充分的营养；反之，若脾运化水谷精微的功能减退，机体的消化吸收功能亦因此而失常，故说脾为气血生化之源。中医治病特别强调健脾，就是这个道理。

午时：中午十一点到一点，这个时候心经最旺。心为君主之官、藏神，只有心功能正常，其他脏腑才能正常，如果心出了问题，其他脏腑也要跟着遭殃，所以养心尤为重要。《黄帝内经》认为，心为君主之官，主血脉，主藏神，其华在面，其充在血脉，为阳中之太阳，在一年中与夏气相通，在一天中通于午时。午时亦为阴阳交接之时，此时小憩，有助于阳极化阴。人如果能在午时小睡片刻，对于养心大有好处，可使下午乃至晚上仍精力充沛。

未时：下午一点到三点，这个时候小肠经最旺。小肠是管吸收的，它把脾胃消化的食物精华吸收，然后分布给五脏。所以，午餐最好在一点前吃完，而且要吃好，饮食的营养价值要高、要精、要丰富。这样到了未时，才更有利于营养的充分吸收。因此，未时养生和午餐的营养状况密切相关。

俗话说："早餐要吃饱，午餐要吃好，晚餐要吃少。"从我们的俗语中就能体会到，养生就在身边。这个"午餐要吃好"，不正是为了在小肠经当令之时，能更好地让人体吸收营养吗？因此，午餐最应该多吃一些肉类、鱼类、禽蛋和豆制品这类含蛋白质较高的食物，这样更有利于身体的健康，可使人头脑敏锐，保持较好的工作与生活状态。

申时：下午三点到五点，这个时候膀胱经最旺。膀胱经从头部向下，沿着后背脊柱两旁、小腿后部，一直下行至足外侧，是一条大的经脉。如果小腿疼、后头疼要考虑膀胱经的问题。另外，记忆力衰退也和膀胱经有关，主要是阳气上不去，气血不够。如果这个时候有严重犯困的情况，多数属于阳气不足。应从补肾阳着手，肾阳充足，膀胱经阳气自然就充足了。给大家介绍一个养生小技巧，这个时辰可以喝一杯水，白开水就好。这样不仅可以补充人体的水分，为排尿做好准备，还可以帮助我们带走体内的垃圾，为肾和膀胱减轻负担。

酉时：下午五点到七点，这个时候肾经最旺。"肾者，精神之舍，性命之根""人之有肾，犹树之有根"，中医认为肾为先天之本，肾在人体的生长发育、调节身体机能中发挥了十分重要的作用。人体的生命活动、机体调节，都需要肾气的不断温煦。肾就像国家的粮仓，粮食为国家的根本。如果国君不注意节约粮食，国民不辛勤耕种，粮仓只出不进，只会使储存的粮食越来越少，粮仓空虚，人民吃不饱，那么国家也将灭亡。我们的肾也是这样，随着年龄的增长或者短时间内过度劳累，如果不注意保养，都会导致肾虚。所以，在酉时足少阴肾经当令，肾的功能最强，为补肾的大好时机。平时可以多吃一些补肾的食物，如韭菜、山药、黑芝麻、枸杞子、核桃等。

戌时：晚上七点到九点，这个时候心包经最旺盛。心包是心脏外膜组织，主要是保护心肌正常工作的。心包经主喜乐，所以这个时候可以适当开展一些娱乐活动，比如聊聊天、玩玩游戏等，以顺应心包经当令。戌时在十二生肖中对应狗，狗晚上守夜，保卫主人家的安全。同时，心包保卫心脏，代心受邪。两者相对应，心包经戌时最旺，可抵御心脏周围的外邪，使心脏处于完好状态。所以在戌时一定要照顾好自己的心包，听听音乐，看看书，打打太极拳等，放松心情，保持自己的心情舒畅，释放压力。

（6）人有三宝“精、气、神”

中医讲，天有三宝日、月、星；地有三宝水、火、风；人有三宝精、气、神。在文登，经常见到一些八九十岁乃至上百岁的老人，仍然精神矍铄、神态祥和，这是什么？这就是精、气、神！

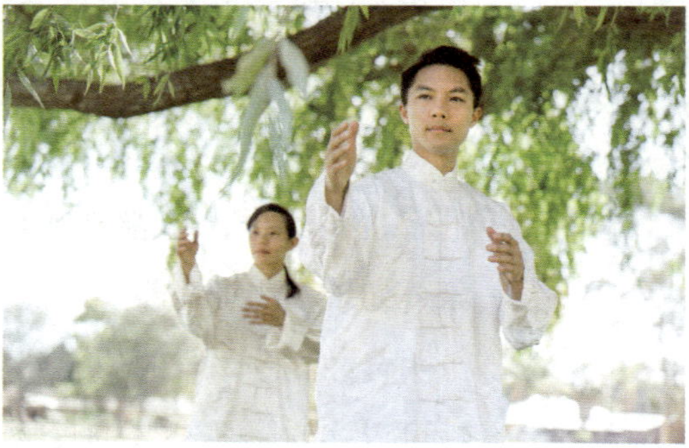

何谓精、气、神？

精，是构成人体和维持人体生命活动的基本物质，对人体的生长、发育，以及脏腑组织器官的功能活动起着促进的作用。

在中医学中对“气”的理解比较广泛，但归纳起来，有两种含义：一个是指构成人体和维持人体生命活动的精微物质，如水谷精气、呼吸之气等；一个是指脏腑、经络组织的功能活动，如心气、肺气、肾气、肝气等。

神的概念也有广义和狭义之分。广义的神，是指人体生命活动的外在表现，它反映了内脏功能，是对人的思维、意识、精神、声音、语言、目光、呼吸、动作、对外界的反应能力，以及舌象和脉象等情况的综合概括；狭义的神，专指人的思维、意识、精神活动，即心所藏之神。

　　想要把精、气、神养好，有许多方法。首先我们讲作息，古语有云："睡眠乃人身第一大补。"该睡觉的时候就睡觉，每天保证晚上九点之前上床睡觉，早上五点左右起床。坚持一段时间，一身精气完全可以补充足，如果常年坚持，对身体的好处不胜枚举。现代的人，到晚上不睡觉，白天起不了床，违背了身体的作息规律，怎么会不伤精伤气呢？一个好的身体应该从一个好的作息开始。举个简单的例子，一个人经常晚上打麻将，过一段时间会变得整个人瘦了一大圈，脸色发暗。我们这里所讲的瘦，主要不是指他身上的脂肪多少的问题，而是他的精气耗散了。晚上本来是阳气入阴的时候，可是如果不睡觉，阳气就始终处在耗散的状态。阳气来源于阴精，耗散阳气就相当于耗散阴精，所以晚上不睡觉大伤精气。

　　在生活中经常会见到一些人，经过一段时间的锻炼之后，同事们、朋友们会说这个人瘦了，但是此人却不承认。其实，他不一定真的是体重减轻了，只是经过一段时间锻炼后，整个人精、气、神充足了，走路变得昂首挺胸，说话变得声音洪亮，眼睛变得炯炯有神，就会给人一种很精神的感觉，自然就会产生"变瘦了"的错觉。

再讲饮食，饮食相当于给身体补精，所以也是非常重要的。古语中有一句叫作"得谷气则生"，这个"谷"指的就是谷物粮食。我们由祖先遗传下来的这一套消化系统，非常适合消化谷物类的东西，像北方的小麦、玉米，南方的水稻都是主要的粮食作物。当然，像小米、高粱、大豆、红豆等也属于谷物类。其中的豆类可以当作辅助食品，米面之类可以作为主食。这类食物含充足的营养，容易被人体消化、吸收、利用，吃进去不会给身体造成什么大的负担。

关于吃还有一点需要讲的就是忌生冷、寒凉。脾是负责消化的，同时它也是我们人体中一个比较娇贵的内脏，吃生的、冷的、寒的、凉的都会消耗脾的阳气，如果把脾吃坏了，那么再吃进去的食物消化利用率就低，这也是许多人虽定时定量吃饭却仍然贫血的原因之一。特别是夏季，天气比较热，人们喜欢吃凉食，喝冷饮，或者饭菜不趁温热的时候吃，要等到放凉之后再食用，这些做法都是很伤脾脏阳气的。吃东西的时候一定注意，吃温热的熟食，生冷寒凉之类的食物尽量少吃或不吃。

把以上这几点都注意好，基本上一个人的精气神就可以保持在充足的状态，体力充沛，思维清晰，健康而快乐地活着。

（7）六气太过变"六淫"

六气为风、寒、暑、湿、燥、火，是自然界六种不同的气候。六气是万物生长的客观条件，一般情况下，对人体是没有危害的。当气候变化异常，六气太过的时候，或者不应其时而有其气，如春天温暖反而出现寒冷，秋天凉爽反而出现温热等，在人体正气不足、抵抗力下降的时候，容易被外界异常的六气所侵袭。这个时候，容易导致人体生病的异常的六气就可以被称为"六淫"，淫是太过的意思。

六淫致病多和两个因素有关联，一个是季节气候，另外一个是居住环境。比如，春天易发风病，夏天易发暑病，长夏初秋易发湿病，深秋易发燥病，冬季易发寒病等。另外，居住环境如果比较潮湿，人体易被湿邪所侵袭而患湿病；长时间待在高温环境下，容易被燥邪或火邪所侵袭而发生疾病。这里的火，不是指真正的火焰，而是指热，也可以叫作热邪。冬天寒邪最盛，所以在降温的时候，要注意增加衣物，以免导致风寒感冒，或者哮喘、关节炎等疾病复发。夏天火邪最盛，切勿在高温环境下久待，以免诱发中暑。患有高血压等疾病的人尤其要注意，气温过高还会诱发脑出血，非常危险。

六气太过变为六淫，侵袭人体，形成各种疾病，损害健康。人们应当在邪盛之时躲避起来不去直迎其锋，像风、寒、暑、湿、火均可躲开或采取措施使其不致伤害到人体，唯独秋季的燥邪比较难以避免，可以在秋天的时候多食生津润燥的食物，也可以通过在室内洒水或者加湿来缓解干燥。

（8）远离"五劳"，健康长寿

中医有句话叫"久视伤血，久卧伤气，久坐伤肉，久立伤骨，久行伤筋，是谓五劳所伤"，意思是告诉我们如果过久地视、卧、坐、立、行，就会伤及气血筋骨，诱发相关的疾病。

久视伤血：中医讲，肝主藏血，开窍于两目，目得血而能视。如果用眼过度，长久视物（如棋盘、电视、书籍等），就会损伤肝血，使体内精血减少，从而出现视物不清、眩晕等不适。因此，最好看书看报约45分钟就要适当休息，远眺或按摩眼部可大大缓解眼部的疲劳，也可防止眩晕的出现。

久卧伤气："气"是维持人体生命活动的最基本物质，是维持生命延续的能源。中医讲"气为血帅，气行则血行"，也就是说，如果老年人每天卧床的时间过久，就会导致气滞血瘀、气血亏虚。因此，正常的卧床休息或睡眠是十分必要的，可以使体内气血充盈、精力旺盛。但是，如果每天卧床的时间过长，缺乏适当的外出行走、锻炼，就会使气血衰退，五脏元真之气循环受损，进而造成身体懒散、精力不济的状况。因此，一年四季都要养成规律睡眠、适度运动的习惯。

久坐伤肉： 人体中脾主肌肉、四肢，如果久坐而不活动，会使脾脏功能受损，从而导致肌肉萎缩，许多人在久坐后会感觉身体困倦就是这个道理。因此，在安坐三四十分钟后最好起来走动走动，尤其是身体肥胖的老年人。

久立伤骨： 许多老年人在长久站立后，会感觉骨关节疼痛。他们对久立的危害是"只知其一，不知其二"。中医认为，肾主骨生髓，也就是说，骨骼由肾脏主管，长久站立不仅会使骨骼的运动、屈伸功能产生障碍，出现关节疼痛、变形、骨折等症状，还会造成肾脏的损伤。

久行伤筋： 中医讲，肝主筋，其华在爪。意思是说，筋附于骨节，营养来源于肝脏。由于筋的收缩舒张，才使全身的肌肉关节活动自如。散步是大多数人喜爱的运动，研究表明，散步作为一种全身性的运动，可将全身大部分肌肉、骨骼动员起来，从而使人体的代谢活动增强、肌肉发达、血流通畅，可以说是好处多多。但是如果长时间行走，就会使筋始终处于一种紧张状态，进而损伤筋骨，因此老年人最好不要长时间行走，外出旅游时也要根据自身的情况适当休息，量力而行。

（9）五脏对五志——大怒伤肝，大喜伤心，大思伤脾，大悲伤肺，大恐伤肾

中医有五脏对五志之说，即肝主怒，心主喜，脾主思，肺主悲，肾主恐。

大怒伤肝：怒是人们在情绪激动时的一种情志变化。怒对于人体的生理活动来讲，一般属于一种不良的刺激，能导致气血上逆。由于肝主疏泄，阳气升发，为肝所用。如果大怒，势必造成肝的阳气升发太过，所以说怒伤肝。人们在生活中常常容易发怒，尤其是现在这样一个时代，生活节奏比较快，比如说赶着去机场，路上却堵车严重；上班时工作量比较大，整个人都处在高度的紧张之中，如果碰到不顺利的事就会耽误进度；生活压力大，诸事不顺遂等，这些情况都能够导致人暴怒。一次大怒会使人感觉身体两三天都缓不过来劲儿，好不容易怒气平缓了，结果又出现之前的场景、之前的事情，所以又要发怒。现在有一种说法就是让节奏慢下来，让生活慢下来，因为还是慢下来比

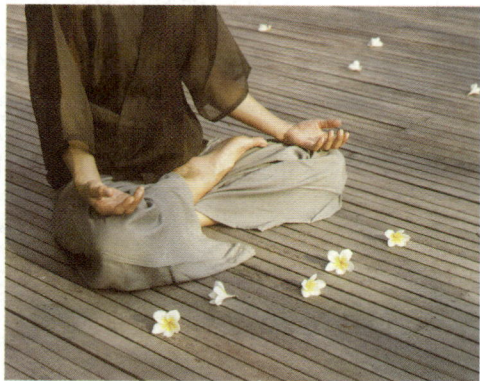

较适合养生。人们应该学会调节自己的情绪，在要发怒的时候想想，发怒不仅于事无补且有百害而无一利，看开了自然就不发怒了。

大喜伤心：心的生理功能和情志上的"喜"有关。《素问·举痛论》说："喜则气和志达，荣卫通利。"但是如果喜乐过度，又能使心神受伤。《灵枢·本神》讲："喜乐者，神惮散而不藏。"比如《儒林外史》中有一段描写，讲的是范进中举的事情。范进多年科考都不曾中，最后终于中了举人，得知这个消息后他急喜攻心，一下子心神散了，只知道痴痴傻傻笑个不停，最后得众人救治方才醒转过来。适当的喜悦有助于气血畅通，对人体有益无害，但是大喜就有害无益了。所以还是要适当调节个人的情志，遇事要冷静收敛，不可一味纵容情志，要使其处在一种健康的范围之内。

大思伤脾：思即思考、思虑，是人体精神意识思维活动的一种状态。正常思考问题，对机体的生理活动并没有什么不良影响，但在思虑过度、所思不遂等情况下，就可能影响机体的正常生理活动。其中最主要的是影响气的正常运行，导致气滞和气结。《素问·举痛论》中讲："思则心有所存，神有所归，正气留而不行，故气结矣。"从影响脏腑生理功能来讲，最明显的是对脾的运化功能的影响，由于气结于中，影响了脾的升清，所以思虑过度，往往会导致不思饮食、胃脘胀闷、头目眩晕等症。

大悲伤肺：忧和悲的情志变化虽然略有不同，但对人体生理活动的影响是大体相同的，所以忧和悲同为肺所主，可以说肺主忧，也可以说肺主悲。悲伤和忧愁都属于非良性刺激的情绪反应，它对于人体的主要影响是使气不断地消耗。《素问·举痛论》中讲："悲则气消……悲则心系急，肺布叶举，而上焦不通，荣卫不散，热气在中，故气消矣。"因为肺主气，所以悲忧容易伤肺。比如《红楼梦》中的林黛玉，母亲死得早，从小哭哭啼啼，悲忧伤肺，肺气大伤，造成身体弱不禁风、咳喘，甚至断绝了自己的性命。这虽然和先天体质有关，但亦和后天情志有分不开的关系，此正是大悲伤肺。人生在世，不如意之事十之八九，人要学会主动调节自己的情志，否则为情志所伤，会影响健康，减寿减岁。

大恐伤肾：恐是人们对事物惧怕的一种精神状态。对机体的生理活动来讲，恐是一种不良的刺激。《素问·举痛论》中讲："恐则气下。"它是说人在恐惧的状态下，上焦的气机闭塞不畅，气迫于下焦，则下焦胀满，甚至遗尿。恐伤肾，有些人喜欢看鬼怪之类的视频，借以刺激感官达到兴奋的状态。这是一种很不好的生活习惯，要注意改正，尽量不要让自己感到惊恐，以保藏肾气。

五志太过，皆可伤人，平时不管是生活中还是工作中，都要注意调节情志，使其处在一个健康的范围，不要等到伤了身体、形成疾病才知道五志的重要性。

（10）正气存内，邪不可干

找中医大夫看病的时候问及为什么会生病，大夫常常会说"正气存内，邪不可干；邪之所凑，其气必虚"，这其实是《黄帝内经》中的一句话。首先解释一下正气，正气是整个人体的生理功能和抗病能力的统称。那"正气存内，邪不可干"是什么意思呢？它的意思是说人体气血充足，精力旺盛，卫气自然就充足，卫气充足，它抵御外邪的能力就强，所以邪气不能干扰人体的正常运行。

我们知道，外界有风、寒、暑、湿、燥、火六邪。如果身体虚弱，就会被外邪所乘，侵入人体，滋生病患。如果身强体健，气血充盈，即使有外邪，身体也有密固的卫气做抵抗，完全不用担心。举个例子，有的人容易患感冒，稍微吹一点凉风，身体就抵抗不住了，风寒入侵身体，于是风寒感冒的症状便接踵而至。但是有的人身体机能旺盛，即使是淋雨涉水或被冷风吹，但身体一点问题都没有，这就是卫气充足所产生的强大抵御能力。有个成语叫作"弱不禁风",即身体太虚弱,卫气浅薄,稍微有一点外邪就觉得自己抵抗不住,讲的就是身体正气不足,卫气也不足的情况。正气足,卫气必然充足;正气不足,卫气也必然不足。

怎样才能做到正气存内呢?这就牵涉到一个人该怎样健康有规律地生活了。首先在饮食上,以温热清淡为主。辛辣油腻对身体均有不好影响,应少吃或不吃;生冷寒凉大伤脾脏阳气,更不能吃或尽量少吃。其次就是熬夜,熬夜是一种非常消耗身体的行为,伤津灼液,伤精伤血,所以尽量不要熬夜。再一个就是吸烟饮酒,特别是饮酒,古语"酒乃穿肠毒药",说得一点不错。人体对酒精的代谢要消耗大量的气血,所以尽量不喝或少喝。另外,也要尽量做到戒烟。最后就是劳逸结合了,经常保持适当的运动,不要过于懒惰也不可过于劳累。这样就可以做到保养精气,"正气存内,邪不可干"了。

2. 中西医的合理选择——看病是选中医还是西医

中医是中华民族的瑰宝,她的独特疗效也深受大众的热爱。当然,西医也有自己不可替代的优势。因此,生病的时候很多人会纠结选中医还是选西医。解决这个问题其实要分三步走:一是弄明白中西医各自的优势、特色;二是结合具体病种具体分析;三是结合所在地的医疗资源进行考量。

（1）中西医各自的优势在哪里

1）中医的优势

中医药作为我国传统医药学的统称，距今已有3500年以上的发展历史，是迄今为止世界传统医学中理论最系统、内涵最丰富、应用最广泛、保留最完整的突出代表。中医药历经数千年而不衰，至今在医疗保健中发挥着不可替代的作用，并且在世界传统医药领域处于领先地位。近年来，随着疾病谱的变化、健康观念的转变，中医药学的优势越来越显现出来。中医药的阴阳平衡、天人合一、整体观、辨证论治等理论在对疾病的预防控制上，在提高生活质量、延长寿命、防治慢性病上，以及在治疗各种疑难杂症、传染病等方面都有独特的优势。

优势一：辨证论治。中医认为，人是一个统一的整体，人体局部和整体间存在着对立统一的关系，因此治疗疾病的时候不能单看局部而忽视整体，只有这样才能标本兼治。例如，中医在补肺的同时常要健脾，因为肺属金、司一身之气，而脾属土、为生气之源，临床上用培土生金法往往能取得较好的疗效。

优势二：阴阳平衡观。风、寒、暑、湿、燥、火是为六气；六气太过而成六淫，或称六邪。秋天燥邪太盛的时候，要多吃些百合、梨等食物来润燥。胃喜温恶寒，所以要想把胃养好就要多吃热的少吃凉的。

　　优势三：天人合一。人是自然界的一部分，要主动去适应自然，这样才能健康长寿。所以，春养肝、夏养心、长夏养脾、秋养肺、冬养肾；降温时要注意防寒保暖，炎热时要注意避暑纳凉。治病亦是如此。

　　优势四：简、便、廉、验。中医药的治疗手段非常丰富，有针刺、艾灸、汤药、推拿、拔罐、熏蒸、贴敷等，简单实用，很多疗法都是经过数千年的实践而来，安全有效。目前，针灸已经在世界100多个国家中推广、使用。

　　优势五："治未病"。中医讲"上工治未病，中工治欲病，下工治已病"。有一个故事这样讲：魏文王召见扁鹊，问他说："你家弟兄三个都学医，谁的医术最高？"扁鹊答："大哥的医术最高，二哥其次，我最差。"魏文王很惊讶，问："那为什么你名扬天下，而他们两人一点名气没有？"扁鹊说："我大哥可以做到防病于未然。一个人还未起病之时，他一望气色便知，然后用药把人调理好，所以天下人以为他不会治

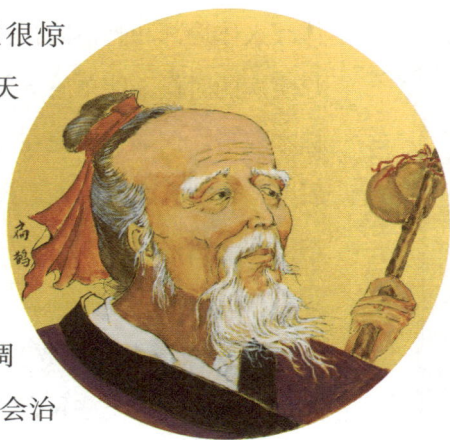

病，一点名气都没有。二哥在刚发病时把病治愈，所以二哥的名气仅止于乡里。我一定要等到这个人病入膏肓、奄奄一息，然后下虎狼之药，让人起死回生，所以大家以为我是神医。"

2）西医的优势

优势一：西医能够借助声、光、电等检查设备，对患者进行较为清晰明确的诊断。比如患者胃不舒服，通过胃镜，能够明确是胃炎、胃溃疡、胃息肉等。病因诊断清楚后，再针对性地用药，能够达到一定的效果，对部分疾病有确切的疗效。

优势二：借助现代生理解剖学进行手术。借助现代生理解剖学，西医能明确各个器官、骨骼、神经的分布，从而开展有针对性的手术治疗，例如口腔、眼、骨骼、生殖系统等疾病的手术治疗。

优势三：先进的急救手段。当突发心肌梗死、脑中风、交通事故等时，西医能够快速地采取多种方式进行急救来挽救生命。

（2）看病是选中医还是选西医

明白了中西医的优势，在具体到疾病时，选择就会比较有针对性了。

呼吸系统疾病：感冒、慢性咳嗽、老慢支、肺间质纤维化、流感、不明原因发热、顽固性咳嗽等首选中医治疗；呼吸衰竭抢救、肺栓塞、肺真菌感染、胸腔积液等首选西医治疗；哮喘、慢性阻塞性肺病、肺炎等可选中西医结合治疗。

消化道疾病：食管炎、慢性萎缩性胃炎、胆汁反流性胃炎、胃溃疡、胃肠息肉、溃疡性结肠炎、慢性肠炎、胰腺炎、脂肪肝、酒精肝、药物性肝病、黄疸、肝腹水、胆囊炎、胆结石等疾病，以及便秘、腹泻、消化道出血等首选中医治疗；急性阑尾炎、急性胰腺炎、重症胰腺炎、自身免疫性肝病、肝功能衰竭、高胆红素血症等首选西医治疗；乙肝、丙肝等可选中西医结合治疗。

心脑血管、神经性疾病：胸闷、心慌、气短、头痛、眩晕、帕金森病、癫痫、痴呆、多发性硬化、运动神经元病、重症肌无力、脑炎、多发性神经炎、面神经麻痹、面肌痉挛、三叉神经痛等可在诊断明确的基础上首选中医治疗；心肌梗死、先天性心脏病、病毒性心肌炎、冠状动脉狭窄、动脉壁夹层病变、蛛网膜下腔出血、脑梗死、短暂性脑缺血发作、椎-基底动脉供血不足、颅内动脉瘤、颅内血管畸形、脑动脉炎、颅内静脉窦及脑部静脉血栓形成、脑动脉盗血综合征、各种颅脑外伤等首选西医治疗；冠心病、高血压、心功能不全、心律失常、早搏、房颤等可选中西医结合治疗。

肾病：急性肾衰可选西医治疗；肾盂肾炎、肾小球肾炎、肾病综合征、过敏性紫癜性肾炎、狼疮性肾炎、糖尿病肾病、肾结石等可选中西医结合治疗。

内分泌疾病：痤疮、更年期综合征、黄褐斑、痛风、肥胖症等宜用中医调理；急性痛风、甲状腺结节可选择西医手术治疗；其他甲状腺疾病、糖尿病及其并发症、骨质疏松症、肾上腺疾病、垂体疾病、特发性水肿、代谢综合征等可选择中西医结合治疗。

血液、肿瘤疾病：白血病、慢性再生障碍性贫血等血液病多首选西医治疗；肝癌、胃癌等各种癌症多根据病情采用手术治疗；癌症手术后、放化疗后以中西医结合治疗为宜。

风湿免疫病：风湿性关节炎、幼年类风湿关节炎、系统性红斑狼疮、系统性血管炎、强直性脊柱炎、干燥综合征、斯蒂尔病、银屑病关节炎、白塞氏病、骨性关节病、反应性关节炎、痛风性关节炎、纤维肌痛综合征等风湿免疫病多可根据病情轻重选用中医或中西医结合治疗。

心理疾病：抑郁、焦虑、强迫症、恐惧、失眠、功能性躯体不适等临床心理疾病多可根据病情轻重选用中医或中西医结合治疗。

男科疾病：阳痿、早泄、尿频、尿急、夜尿多、性欲下降、性欲亢进、精索静脉曲张、前列腺炎等可首选中医治疗；包皮过长、阴茎短小、隐睾、附睾及睾丸肿瘤等可进行西医手术治疗。

肛肠疾病：肛裂、直肠脱垂、肛门直肠性疾病等，肛周湿疹、肛门瘙痒、肛门尖锐湿疣等疾病首选中医、中西医结合治疗；痔疮、肛瘘、直肠癌、肛门闭锁、肛门直肠狭窄、直肠阴道瘘等首选西医手术治疗。

妇科疾病：痛经、月经不调、阴道炎、白带异常、盆腔炎、乳房胀痛、产后汗出、产后缺乳等首选中医治疗；习惯性流产、子宫肌瘤、宫外孕、输卵管不通等首选西医治疗；不孕症等可选中西医结合治疗。

皮肤病、过敏性疾病：各种皮炎、带状疱疹、湿疹、荨麻疹等皮肤病，以及过敏性鼻炎等可首选中医治疗。

口腔疾病：西医牙科相关医疗器械完善，在手术矫形、治疗等方面优势明显，可首选西医治疗。

儿科疾病：感冒、发热、食积、鼻炎、咽炎、扁桃体炎、便秘、腹泻、遗尿、流口水等常见病均可首选中医治疗；智力低下、脑萎缩、脑损伤、小儿脑瘫、肺炎、支气管炎、蛋白尿等首选西医治疗；性早熟、多动症、抽动症、哮喘、小儿癫痫、

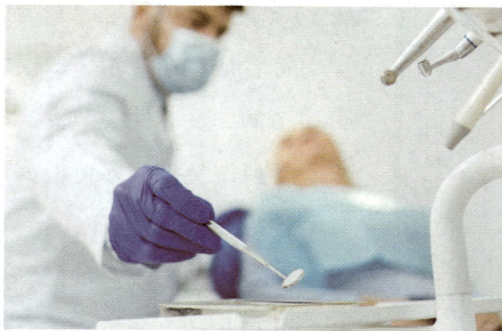

过敏性紫癜、狼疮性肾炎等可选中西医结合治疗。

（3）具体应结合当地医疗资源及患者实际情况

以上是对常见疾病的大致分类，在选择中医、西医就诊时具有一定的指导意义。但是，具体到某种疾病，还有几点要注意的地方：一是与当地的医疗资源相关。例如，文登整骨医院全国知名，中医治疗诸多骨伤疾病有独特疗效，这时候最好选择中医治疗。相反，如果其他地区没有此类优质医疗资源，那还是选择西医治疗为好。二是跟疾病的轻重有关。比如肾脏结石，根据结石的大小、结石所在的部位等，符合保守治疗标准的可选择中医保守治疗。但是如果结石直径过大，那西医手术治疗也是不错的选择。三是要考虑医生的诊疗水平。比如小儿肺炎，有些中医儿科医生对此种疾病较有心得，不需要西药治疗即可痊愈，那就选择中医治疗；有些医生则可能在使用中药的同时需要配合抗生素治疗，也不能一味地拒绝西医西药。

总之，求医问药应因人而异，因病而异，不能盲目求医或盲目相信中医或西医。

3."辨证论治"是中医核心思想，中医药虽好莫乱用

辨证论治，简单讲就是根据具体情形来治病。病怎么治，首先要摸清病人到底病在哪里，主病是什么，次

病又是什么，旁枝末节又有什么。医生心中有底，对症下药才能药到病除。弄清楚了病症，还要懂得用药，懂得看天时、看环境，因为不同的季节、不同的天气，对不同的病症有不同的影响，所以中医是一门很复杂的学科，没有多年的学习钻研，不可能掌握。

　　中医药在日常生活中不仅是以药物的形式来存在，同时也是以一种文化的形式渗透在生活之中的方方面面。说起中医药，每个中国人几乎都懂一些。比如，酸枣仁可以治疗失眠，生姜能够祛内寒，大枣可养血养心，枸杞子补肝肾，人参补气等。亲朋好友逢年过节或生日宴会，有时候不送别的，往往送的是名贵药材，如人参、鹿茸等。甚至我们平时吃的饭菜里面也会用到一些药材，比如当归乌鸡汤、山药薏苡仁粥等。

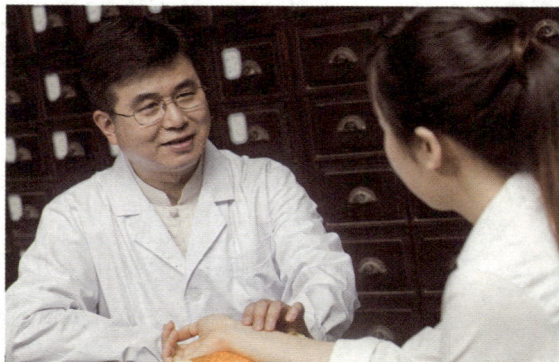

　　中医药虽好，但是我们在日常生活中一定要注意辨证。

　　比如说中药的使用。中药取自大自然，毒副作用虽然比西药小，但也不是没有毒副作用。有句话叫作"是药三分毒"，药终究是药。就拿非常经典的中成药"六味地黄丸"来说，它的主要作用是滋阴补肾，对肾阴亏损导致的头晕耳鸣、腰膝酸软、骨蒸潮热、盗汗遗精、消渴等效果较好。但生活中许多人只关注它"补肾"，而忽视它"滋阴"的效果，尤其是很多中年男性，将其当作补肾壮阳药来长期服用。如果这个人是肾阴亏虚，那服用六味地黄丸是对证的。但是肾虚还包括肾阳虚、肾气虚等证，如果不加区分，一概服用六味地黄丸，反而会加重病情。

再比如说中医推拿疗法。现在很多家里有孩子的父母都在学习小儿推拿，一方面意识到了小儿推拿这种绿色疗法的好处；另一方面，孩子生病吃药确实是麻烦事。有很大一部分家长觉得小儿推拿非常简单，再加上小儿的穴位多集中在手上，所以取穴也比较容易一些，就会经常给孩子做推拿。事实上，小儿推拿看似简单，实际上也是基于中医基础理论而形成的一种外治疗法，同样需要辨证取穴。就拿孩子咳嗽来讲，有的是寒咳，需要用到补肺经；有些孩子是热咳，需要清肺经。如果不分寒热就直接推拿，同样会加重孩子的病情。

另外，中药还存在"十八反""十九畏"等配伍禁忌，以及用量大小等问题。新闻媒体曾经多次报道过因饮用中药浸泡的药酒致死的悲剧。所以，大家在日常生活中使用中医药治疗的时候，千万不要拿自己或者家人当"小白鼠",最好咨询专业的中医医师。

二、分论

《素问·宝命全形论》曰:"人以天地之气生,四时之法成。"说明人体是由天地之灵气氤氲而成的,保养也应顺应天地四时的变化。我们所处的自然环境一年之中有春、夏、秋、冬四个季节,每个季节都有自己的特点,我们要想通过养生达到颐养生命、增强体质、预防疾病的目的,就必须顺应四时的特点,在饮食、起居、情志等方面与自然界规律相顺应。

文登区四季分明,可谓"春有百花秋有月,夏有凉风冬有雪",实在是人间福地。在这里,我们参照被誉为"中医四大经典之一"的《黄帝内经》来进行季节养生。

1. 春季养肝

"春三月,此谓发陈,天地俱生,万物以荣,夜卧早起,广步于庭,被发缓形,以使志生,生而勿杀,予而勿夺,赏而勿罚,此春气之应,养生之道也。逆之则伤肝,夏为寒变,奉长者少。"

释义:春季的三个月,称作发陈,也就是推陈出新、生命萌发的时令。天地自然,饱含生机,万物欣欣向荣。此时,人们应该入夜即睡眠,早些起身,披散开头发，解开衣带，使形体舒缓；放宽步子，在庭院中漫步，使精神愉快，胸怀开畅，保持万物的生气。不要滥行杀伐，多施与，少敛夺，多奖励，少惩罚，这是适应春季的时令，保养生发之气的方法。如果违逆了春生之气，便会损伤肝脏，使提供给夏长之气的条件不足，到夏季就会发生寒性病变。

（1）春季养肝，注意升发

到了春季，随着太阳与地球相对位置的变短，白天开始延长，日照时间开始增加。气温慢慢升高，随着这样的日照和气温的渐渐变化，自然界的生命也开始慢慢活跃起来，植物开始发芽吐绿；青蛙、刺猬、昆虫等从冬眠中慢慢苏醒过来。在大自然的生物出现活动迹象的时候，人类的生命活动也随着自然界阳气的上升而发生着变化，小孩子在春天的生长速度加快；人的气血开始向头面、四肢聚集，面色也显得红润；女性在冬季变重的痛经在这个时候也有所缓和。一年四季的生、长、收、藏，其实是对阳气不同状态的一种分类和描述。春天阳气生得顺利，是一年中自然界生命活动健康的保证。人体也一样，想要保证四季生命活动的健康，就应该顺应春季阳气这种"生"的特性，养生就要围绕促进阳气的"生"来进行。

肝应春，春天肝的功能是最强的，也最容易受到外邪伤害。因为春天肝脏负担的工作量最多，气血消耗最大，所以肝脏也比较容易患上疾病。肝在人体之中通过正常的疏泄来影响气血的运行，影响人的情绪，调节血液，开窍于目。

肝主疏泄，春天的时候应该多吃一些绿色的食品，肝主青色，多吃青色食物有助于肝气的生发。另外，春天阳气上升，许多人会出现火热上扰的情况，如流鼻血等，青色水果和蔬菜有助于清热泻火。在五味上，应当少酸多甘。酸味主收敛，不利于肝气的升发。甘味食物气性柔和，可使肝气柔和地生发，同时，甘入脾经，脾胃乃后天之本，多食用甘味食物可以补脾。另外一个原因是，春季肝的功能偏亢盛，肝属木，脾属土，木克土，所以应当对脾土进行补益，以防止肝木旺而克脾土太过。常用的食物中，燕麦、红枣、黑米、糯米、胡萝卜、白菜等都属于甘味，甘味适合所有人，春天可以常吃甘味食物。

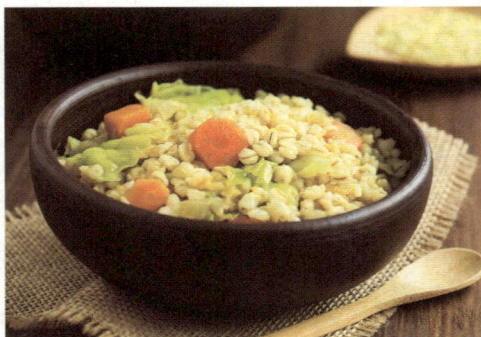

（2）推荐三个养肝疏肝穴

大敦穴：是肝经的第一个穴位，它在大脚趾内侧的趾甲缝旁边。"敦"是厚的意思，"大敦"就是特别厚。

大敦穴可以按摩，也可以艾灸，能达到清肝明目之功效，可使您头脑清醒，神清气爽。

行间穴：在大脚趾和二脚趾的趾缝连接处。在五行上它是一个火穴，肝属木，木生火，如果您肝火太旺，就需要泻火，而行间穴就是一个泻火的穴位。春天肝火盛，会出现牙痛、口腔溃疡、鼻出血、舌尖长疮等症状，多揉行间穴，就可以把体内的火热之邪从这里散发出去。

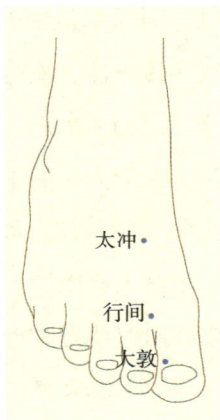

太冲穴也能疏解肝气郁滞，前面已经介绍过，大家可以参考前文所述。

（3）春天应当捂一捂

"乍暖还寒时候，最难将息。"春季是冬夏之间的交替季节，冷暖气流互相交争，时寒时暖，乍阴乍晴，天气变化无常。人体刚刚经过冬季的严寒，不能立即适应春季忽冷忽热的气温变化，尤其是文登地区，属于海洋性气候，经常出现"倒春寒"，所以在早春时节虽然气温有一定的回升，仍需要注意保暖。衣服应逐渐减少，切忌顿减。

另外，每年的春季是流感的高发季节。因为春季多风，而风邪是中医理论中在春天诱发疾病的主要因素，很多传染性、流行性疾病，如感冒、白喉、猩红热、麻疹、流脑、水痘、扁桃体炎、肺炎等，都可以从风邪论治。春天人体的正气还没有完全生发出来，处在"敌强我弱"的状态。如果不去适应自然而选择与自然对抗，过早减去衣服这一防御屏障，就容易罹患上述疾病，所以要时时注意防御风寒，顾护阳气。

（4）春天好时节，莫生气

春天容易肝火旺盛，在情绪上的表现就是容易发怒。中医所说的五脏分别对应五种情绪——怒、喜、思、悲、恐。肝对应的是"怒"，正所谓"怒伤肝"。脾气暴躁、容易发怒的人易导致高血压、眩晕、肝炎等疾病。肝气旺盛也使得人的精神情绪随之高昂亢进，原本有精神分裂症、躁狂症等疾患的人易因天气的变化而出现激愤、骚动、暴怒、吵闹等状态，所以有"菜花黄，疯子忙"之说。

如果有了怒气却强忍着，会使肝气郁结在中焦，横逆犯脾胃，会导致厌食等症。长期肝气郁结，指甲可见竖纹，变薄、变脆；时间久了还会导致肝血不足，使头发少而干枯，而且白发较多。因此，平素要心态平和，善于调整情绪，还可以经常按揉前面推荐的养肝疏肝穴位，以保持情志畅达，心胸开阔。

2. 夏季养心

"夏三月，此谓蕃秀，天地气交，万物华实，夜卧早起，无厌于日，使志无怒，使华英成秀，使气得泄，若所爱在外，此夏气之应，养长之道也。"

释义：夏天的三个月，称作蕃秀，是自然界万物貌美的时令。这时，天气下降，地气上腾，天地之气相交，植物开花结果，长势旺盛。人们夜晚不必太早睡觉，而应早早起床，不要厌恶太阳，保持精神愉快，不发怒，使精神之华英适应夏气以成其秀美，使气机宣畅，通泄自如，精神外向，对外界事物有浓厚兴趣。这是适应夏季气候，保护长养之气的方法。

大自然的阳气在夏至达到最高点，所以夏至之前的气候以炎热为主。夏至之后，阴气开始生长。在这样盛大的阳气的作用下，人的身体也会随着改变。一般人在夏季都会出现面色红润、汗出增加的征象，而从人体脉象上来看，夏季的脉象比别的季节都要洪大。阳虚体寒的患者，在夏季病情会有好转。夏季也是治疗阳虚的最佳时机，即所谓的冬病夏治，可以借天阳以助药阳，起到事半功倍的作用。

（1）心为五脏六腑之大主，夏季要养好心脏

在人体的五脏之中，与夏季相通的是心。这种相通表现为：一方面，夏季心气最容易受到伤害，暑邪易

侵袭心。夏季是一个心脏疾患多发的季节，要注意避高温，不要长时间在太阳下逗留。另一方面，心脏系统的相关功能在夏季表现得最为充分。中医讲"心主神明"，心主宰着人体的精神活动，为君主之官，乃五脏六腑之大主，心动则五脏六腑皆摇。在夏天，人的精神会变得特别饱满，思维活跃，情感丰富，和冬季形成明显的对比。所以，夏季应注意养心。

（2）吃苦能养心

心在窍为舌，在色为赤，在味为苦。夏季应该适当吃点苦味的食物，但不可多食。味道苦的食物，多数都有清心火的作用。根据《神农本草经》和《黄帝内经》所提出的"味效"关系，苦"能泄、能燥、能坚"，通过降心火来养心，从而坚心阴，同时苦还有燥湿祛暑的作用。夏天可以经常冲泡一些苦瓜茶，用干燥的苦瓜片 10～15 克，放入锅中，加盖用沸水闷 20 分钟即可饮用，由于苦瓜水很苦，可以根据个人的口味，加入一些冰糖。煮好后当茶喝就可以了，具有清热解暑、健胃解乏的作用。

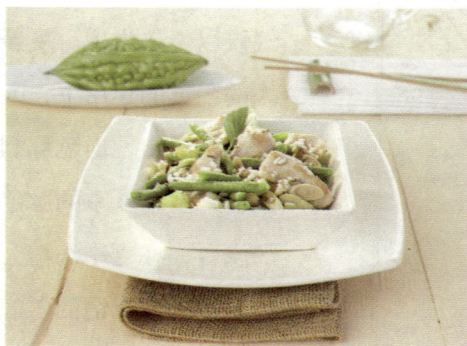

夏季在食物上忌大寒大热。一方面，夏季本来阳盛至热，如果再吃热性食物，如牛肉、羊肉、狗肉、辣椒、荔枝、桂圆等，容易导致阳热过盛而生出疾患。另一方面，夏季人体阳气积聚体表，体内反而阴寒空虚、动力不足，如果饮食寒凉，容易导致腹部胀满、消化不良等症状。所以，夏季饮食应以温热清淡为主，这样既容易消化，又不致伤了脾胃阳气。夏季天气炎热，许多人有饮茶的习惯，人体对茶水的代谢是很消耗阳气的，过多饮茶必然伤阳，所以夏季饮茶要适量。到了夏天切莫贪食西瓜等生冷寒凉的食物，特别是老年人，本来夏季人的脾胃阳气相对较弱，再加上年老气衰，脾胃功能就会更弱，食用生冷寒凉之物更不可取。

（3）夏季养生食谱

绿豆粥：绿豆解暑，具有清火解毒的作用，适合于普通人群和火热偏盛人群。做法很简单，取白米 100 克，绿豆 50 克，加水入锅，烧开后小火熬烂。

银耳莲子汤：取银耳 50 克，莲子 50 克。提前一晚上将莲子去心泡开，银耳可以提前几个小时用冷水泡发。加水适量同入锅煮，水开后小火慢熬至透烂。服用时可以稍加白糖，口感更好。银耳有润肺、生津、止咳、清热、养胃、补气之功，作为营养滋补品，适用于一切老弱妇孺和病后体虚者，能扶正强身。莲子具有养心安神、滋养补虚的功效，很适合在心所当令的夏季服用。

荷叶粥： 取白米 150 克，鲜荷叶半张，加水适量，煮成粥。荷叶具有升发阳气、清热解暑、凉血止血的作用，适用于夏季中暑所导致的头昏恶心、不思饮食、吐血、鼻出血等病症。

薏苡仁粥： 取白米 100 克，薏苡仁 50 克，加水适量，烧开后小火熬烂。薏苡仁具有健脾除湿的功效，适合任何体质的人服用。

（4）夏季穴位按摩

涌泉穴： 在脚底，勾起脚趾头，脚掌上三分之一的凹陷处就是涌泉穴。按摩涌泉穴可以起到安神、促进睡眠的作用。按摩时间以 5 分钟左右为宜，可以稍用力些，以自己能承受并感到舒服为宜。

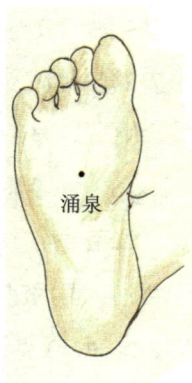

涌泉

内关穴： 我们把手心向上，用力握拳的时候，手腕上能看到两根筋，两条筋之间，距离腕横纹三横指宽度处就是内关，

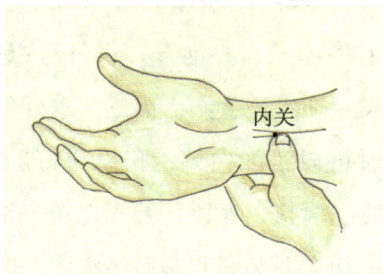

内关

内关穴是心包经的络穴，一穴通两经，具有调节情绪、调节睡眠和调节心脏的作用。夏天心情不太好、脾气大、睡不好觉的时候，都可以按揉这个穴位。内关穴对一些胃肠问题也有调节作用，比如消化不良、恶心呕吐等。

（5）夏天防中暑，可以常备藿香正气水

藿香正气水能解表化湿、理气和中，可治疗外感暑湿引起的发热、胸闷、腹胀、吐泻、食欲不振等，是解暑的良药，但气味略怪异，喝下去还有一种刺激喉咙的感觉。对于抗拒这种味道的人群，可以用外敷肚脐的方法，也能够达到效果，即用棉球吸饱药水，放在肚脐上，用胶布或创可贴贴住，在去室外活动之前贴上即可。

（6）长夏，谨防"暑湿"伤人

现在，人们常说一年四季，其实从中医上讲还有一季，那就是"长夏"。长夏是指夏秋之交的暑湿季节，大约是在农历七月左右。湿为长夏主气，人体的脾脏与之相应，古人指出"长夏防湿"。中医认为，脾喜燥恶湿，故脾最怕湿邪来犯。因此，在长夏季节里，饮食应以清热祛湿、健脾为主。下面介绍几款长夏的养生食疗方子：

山药薏苡仁大枣粥：取山药 50 克，薏苡仁 30 克，大枣 10 枚，枸杞子 20 颗，小米 50～100 克，白糖少许。

将山药、薏苡仁、大枣、枸杞子、小米分别洗净。小米用清水浸泡 30 分钟，薏苡仁用清水浸泡 2 小时。净锅上火，放入清水、薏苡仁、小米，中火煮开后，转小火煮至黏稠。再加入山药、大枣、枸杞子熬煮 20 分钟左右，根据口味略添适量白糖，微搅拌匀即可。这道粥有健脾渗湿、滋补肺肾的作用。

陈皮绿豆煲老鸭： 取老鸭 1 只，绿豆 30 克，薏苡仁 30 克，陈皮半个，冬瓜适量，生姜数片。将老鸭去内脏，切半，切掉鸭尾，洗净，氽烫；陈皮用水浸软，刮去瓤；其他材料洗净。净锅上火，放入清水、老鸭、绿豆、薏苡仁、陈皮、冬瓜、生姜，大火烧开煮 20 分钟，再改用小火熬煮 2 小时，下盐调味即可食用。此方可清热消暑、健脾除湿。

需要特别提醒的是，民间有"冬不坐石，夏不坐木"的说法。长夏时节，气温高、湿度大。久置露天里的木料，如椅凳等，经过露打雨淋，水分较多，表面看上去是干的，但是经太阳一晒，温度升高，便会向外散发潮气，在上面坐久了，能诱发痔疮、风湿和关节炎等疾病。所以，尤其是中老年人，一定要注意不能长时间坐在露天放置的木料上，以防湿邪入侵。

3.秋季养肺

"秋三月，此谓容平。天气以急，地气以明，早卧早起，与鸡俱兴，使志安宁，以缓秋刑，收敛神气，使秋气平，无外其志，使肺气清，此秋气之应，养收之道也。"

释义：秋天的三个月，称作容平，自然景象因万物成熟而平定收敛。此时天高风急，地气清肃，人应早睡早起，和鸡的活动时间相仿，以保持神志的安宁，减缓秋季肃杀之气对人体的影响；收敛神气，以适应秋季容平的特征；不使神思外驰，以保持肺的清肃功能。这就是适应秋令的特点而保养人体收敛之气的方法。

到了立秋，阴气的增长已经积累到一定的程度，并在整个自然界的天气及生化之中展现出来。这种变化在天气上的体现是气温逐渐降低，由热转向寒，农作物的生长也达到了极点，呈现出成熟的状态。所以，秋季是生物的生化活动中"收"的阶段。"收"代表着农作物应进行秋收，也代表着大自然的阳气处于收敛状态。"秋三月，此为容平"，容平的意思就是说生物经过春夏的生长，长夏的灌浆、成熟而达到一种外在形态的稳定，也可以说是发育的停滞状态。这样的变化在人体也有相应的体现，人体之阳也顺遂天阳从发散而转为收敛的状态，表现出皮肤汗液减少、小便增多的情况。人体的寒性疾病，如在夏季有所好转的肾阳虚、胃寒、慢性支气管炎等，在秋季又慢慢地显现出来。

（1）多事之秋，要防肺病

肺主呼吸、水液代谢，开窍于鼻，在色为白，在味为辛。秋季是肺最旺盛的时令，肺的功能在秋季表现为最强，所以肺消耗的气血也最大，容易受到外邪的侵袭。古人将秋天称为"多事之秋"，人在秋天稍不注意就容易感冒、发烧、咳嗽等，所以秋季应当注意养肺。秋季的生化特性是"收"，所以，在饮食养生等方面都要围绕着阳气的收敛而进行。秋季的饮食应该减辛增酸，因为辛主发散，与秋之收敛相违背，而酸主收，可助肺气收敛。同时秋季肺气盛、肝气虚，肺金能克肝木，所以，为了避免肝的过虚、肺的过盛，需在饮食上进行调养制约。大葱、生姜、陈皮等辛散之品要少吃或不吃，像牛肉、羊肉、狗肉等属于温热发散的食物，也不适合阳气的收敛，要少吃。应多吃山楂、石榴、芒果、葡萄等酸性食物。

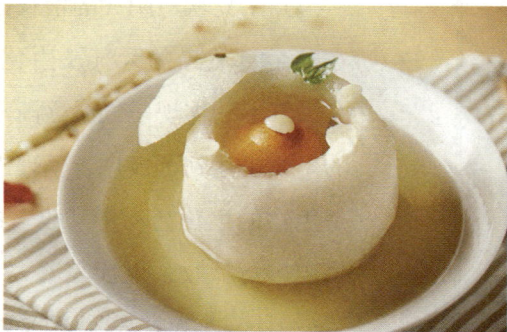

秋季是燥邪的高发季节，应避免燥邪损害口、鼻、肺、皮毛等与外界空气接触的地方。燥邪耗伤人体津液，及时补充凉润之品对燥邪伤人有防治作用，像百合、山药、桔梗、甘蔗、银耳、雪梨、莲藕等均能起到防治的

效果。另外，肉类如鸭、龟、鳖、螃蟹等也有很好的食疗效果。体质稍差的可以用一些比较好的药物来防治，如闻名全国的文登西洋参，它味甘、微苦，性凉，归心、肺、肾三经，有补气养阴、清火生津的功效，直接泡水饮用就好。再如麦冬，它味甘、苦，性寒，有清肺降火、滋阴润燥的功效，也可直接泡水饮用。

（2）秋天莫悲伤

秋天要注意对精神的调养，应该遵从阴阳平衡的天地规律，使机体保持"阴平阳秘"的良好状态。因秋天有万木凋零、草枯叶落之景，人们很容易产生"悲秋"之情。但"秋风秋雨愁煞人"的情绪是要不得的，这不利于我们神志的收敛。所以我们要培养乐观的情绪，保持神志的安宁，以和秋天容平之气相适应。天气晴朗的时候，多出去走走，享受享受大自然的美景，排解一下秋愁。文登的圣经山、昆嵛山、天福山、回龙山各有特色，一年四季风景不同，可在秋天登高远望。身心愉悦了，人体的各种机能自然也就会处于良好的状态。

4.冬季养肾

"冬三月，此谓闭藏，水冰地坼，无扰乎阳，早卧晚起，必待日光，使志若伏若匿，若有私意，若已有得，去寒就温，无泄皮肤，使气亟夺，此冬气之应，养藏之道也。"

释义：冬季的三个月，称作闭藏，是生机潜伏、万物蛰藏的时令。这时水寒成冰，大地龟裂，不要轻易扰动阳气，妄事操劳，人应该早睡晚起，待到日光照耀时起床才好。要使神志深藏于内，安静自若，好像有个人的隐秘，严守而不外泄，又像得到了渴望得到的东西，把它秘藏起来一样。要躲避寒冷，求取温暖，不要使皮肤暴露而令阳气不断地损失。这是适应冬季的气候而保养人体闭藏机能的方法。

冬季夜长昼短，太阳照射的时间明显减少，这个时候的人们是一年当中离太阳最远的时候。自然界呈现出草木凋零、万物冰封的状态，这不仅是植物生长停滞的状态，许多动物也进入了几乎静止的冬眠状态，如青蛙、蛇、刺猬、熊、虫类等，所以冬季是一个闭藏的季节。闭藏可以理解为自然界万物的一种生化现象，但是从本质上来讲，它是对自然界状态的描述。人是自然界的产物，身体当然也受自然界规律的约束，比如说，小孩子一般冬天不长个子，往往在春天和夏天才快速增高。科学研究表明，人的生殖能力在冬天远远低于夏天，这正是人的身体代谢减慢所造成的。冬天人体的感觉灵敏程度、情感丰富程度，都远低于夏天炎热的时候。人应该顺应这种天地之间的生化规律，早睡晚起，少活动，少劳作，以符合冬季阳气内藏的自然之道。有想锻炼身体的，可以在太阳出来之后再从房间走出室外活动。

冬季是肾脏功能最旺盛的季节，肾主藏，这也和冬季阳气收藏的自然规律完全符合。所以冬季应该养肾，让肾脏多储藏精气，为来年一年的生、长、化、收、藏打下一个充足稳固的物质基础。

（1）要风度不要温度，伤肾

冬季无疑是寒邪最盛的季节，在风、寒、暑、湿、燥、火六气之中，最伤阳气的就是寒了。因此，冬天千万不可以为了好看而穿得非常单薄，导致身体阳气不停地从体内往外耗泄，这是很不值得的，许多人患了阳虚的病症，往往是跟冬季没有好好保暖分不开的。另外一个就是冬天不要总是开暖气，应该让身体适当地感受寒冷，阳气才能深藏体内。如果整天待在房间里面，室内温度保持在十几度甚至二十度，这就违背了自然规律，阳气当藏不藏，必定会耗泄于体外，这样也不利于精气的储藏。

（2）冬季挑着吃来把肾补

冬季是一个补肾的好季节，在饮食上当以温热为主，以补益人体虚弱的阳气。所以，冬季应多吃羊肉、牛肉、狗肉、驴肉、鲜鱼等，葱、姜、花椒等调味品也可以适当多加一些。但是同时，冬天人体肌肤汗孔闭合，吃太多温补的食物容易生内热，这个时候应该注意滋阴和顺气。其实滋阴并不是很复杂，比如说每天喝粳米粥就非常滋阴。关于顺气，那自然是非白萝卜莫属了，正所谓"冬吃萝卜夏吃姜，不劳医生开药方"，说的就是冬季应多吃一些萝卜通气。补阴的食品除了粳米粥之外还有很多，如鳖、龟、鸭、鹅、藕、木耳等。

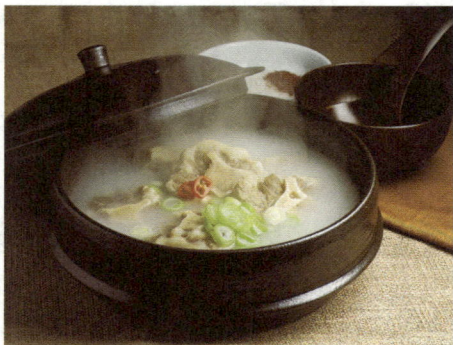

冬天应多吃黑色食物，肾在五色应黑，黑色食品往往是补肾的上好选择，如黑米、黑豆、黑芝麻、何首乌、熟地黄等。

（3）晒日光浴、泡温泉是上佳养生法

冬季是一年中最寒冷的季节，水冰地坼，草木凋零，鸟兽蛰伏，万物闭藏。值此之际，人们也应当顺应天时"去寒就温"，可以多晒太阳，这一点对于耐受严寒能力较弱的老人和小孩尤为重要。药王孙思邈的《备急千金要方》中就写道："凡天

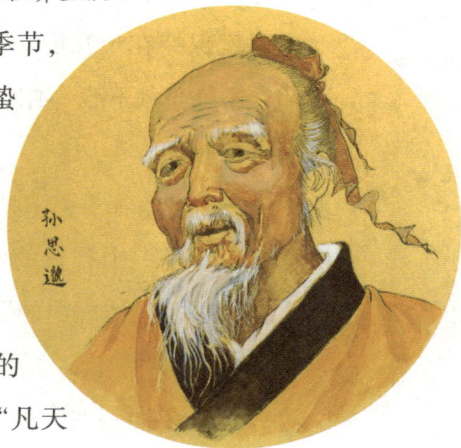

孙思邈

和暖无风之时，令母将儿于日中嬉戏，数见风日，则令血凝气刚，肌肉牢密，堪耐风寒，不致疾病。"这段话非常明确地讲述了晒晒太阳可帮助小儿防治疾病，促进其生长发育。古时的文人墨客对"冬日负暄"的称赞更是不绝于耳。白居易觉冬日负暄如饮美酒，诗中吟道："杲杲冬日出，照我屋南隅。负暄闭目坐，和气生肌肤。初似饮醇醪，又如蛰者苏。外融百骸畅，中适一念无。旷然忘所在，心与虚空俱。"

另外，文登是"中国温泉之都"，冬天可以经常去泡泡温泉，在冰天雪地、水雾缭绕的仙境中体验温泉的舒爽，别有一番滋味。泡温泉不仅可以舒展筋骨、缓解疲劳、疏通经络、延年益寿，还可以增强肺脏功能，促进新陈代谢，增强肌肤弹性和活力，祛除风寒湿邪等，不是补肾，胜似补肾！